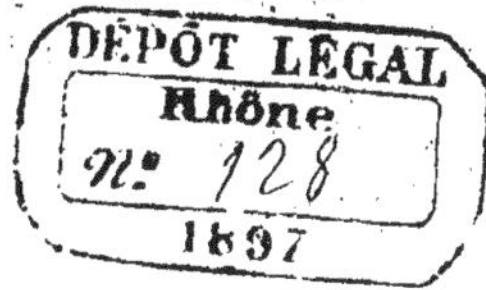

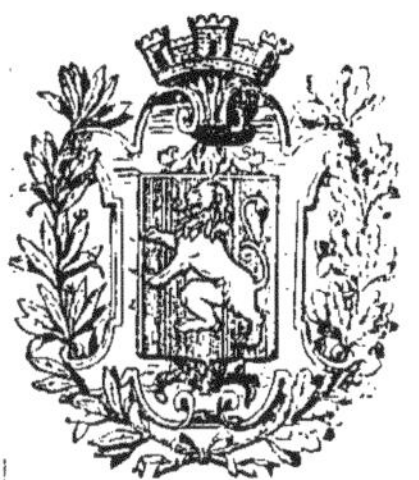

Dr Louis CLERC

QUELQUES CONSIDÉRATIONS
SUR LE
MYXOME LIPOMATEUX
DE LA CUISSE

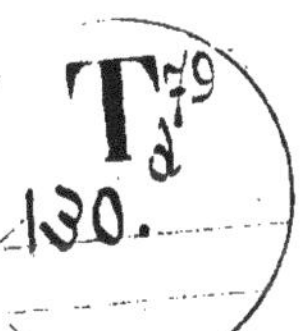

A.-H. STORCK, ÉDITEUR
LYON

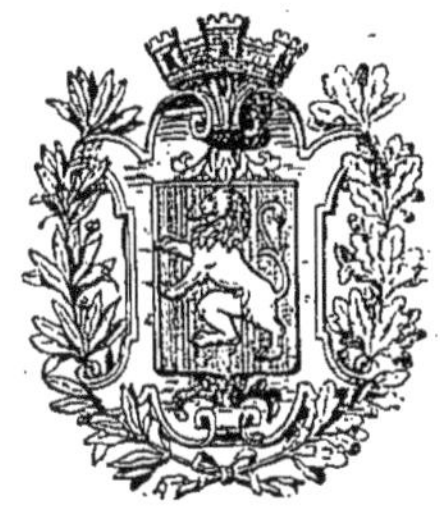

Dr Louis CLERC

QUELQUES CONSIDÉRATIONS
SUR LE
MYXOME LIPOMATEUX
DE LA CUISSE

A.-H. STORCK, ÉDITEUR
LYON

INTRODUCTION

Nous nous proposons, dans ce travail, d'esquisser l'étude d'une variété de tumeurs encore peu connue, dans laquelle on rencontre, associés et évoluant côte à côte, deux tissus de souche conjonctive : le tissu muqueux et le tissu adipeux. Cette tumeur mixte mérite généralement par ses caractères anatomiques le nom de lipome myxomateux ou myxo-lipome.

Ayant eu l'occasion d'observer un volumineux myxo-lipome de la cuisse, en suivant la visite et les leçons cliniques de M. le professeur Poncet, nous avons essayé, sur les conseils de ce maître bienveillant, de grouper quelques observations analogues et de faire de cette variété de néoplasmes l'objet d'une description spéciale.

Notre intention n'est pas d'étudier le myxome lipomateux dans toutes les régions du tissu cellulaire; nous nous en tiendrons seulement aux tumeurs se développant au niveau de la cuisse, spécialement à la face interne, région qui semble d'ailleurs être pour elles un siège de prédilection. Nous aurons en vue une tumeur qui le plus souvent se trouve assez nettement encapsulée et bien circonscrite, mais qui peut aussi parfois affecter la forme diffuse.

La rareté relative de ces sortes de néoplasmes, les considérations concernant leur nature, leur évolution, les difficultés souvent très grandes de leur diagnostic, semblent autoriser à leur consacrer une étude particulière et à leur accorder une place dans le groupe des tumeurs de la région fémorale.

L'histoire clinique de ces tumeurs est encore très obscure et nos recherches nous ont montré combien ce sujet a été peu étudié jusqu'à ce jour. Ce sera notre excuse pour les imperfections nombreuses de notre description et les lacunes qu'elle laissera subsister après elle.

Avant de commencer l'exposé de ce modeste travail, notre premier devoir est d'exprimer à nos maîtres de la Faculté et des hôpitaux notre profonde gratitude pour les savantes leçons et les précieux conseils qu'ils nous ont prodigués dans le cours de nos études médicales.

Nous remercions tout particulièrement M. le professeur Poncet de l'accueil bienveillant que nous avons toujours trouvé auprès de lui et de l'obligeance qu'il a eue en nous donnant l'idée première de cette étude. Qu'il nous soit permis d'adresser à ce maître l'hommage de notre vive reconnaissance pour l'honneur qu'il nous a fait en acceptant la présidence de notre thèse.

M. le professeur agrégé Gangolphe, chirurgien de l'Hôtel-Dieu, a bien voulu nous permettre de relater une observation intéressante prise dans son service. Nous tenons à l'en remercier sincèrement.

Merci également aux chirurgiens et médecins de l'Hôtel-Dieu d'Orléans, MM. les docteurs Chipault, Pilate,

Beaurieux, Geffrier, qui pendant le temps que nous avons passé auprès d'eux comme interne, nous ont fait profiter de leur expérience clinique et nous ont toujours témoigné la plus grande bienveillance.

Nous devons aussi un souvenir tout particulier à M. le docteur Villard, l'habile et très distingué chef de clinique du professeur Poncet. Par ses judicieux avis, par son extrême complaisance, il a secondé nos efforts et nous a facilité l'accomplissement de notre tâche. Qu'il veuille bien recevoir ici le témoignage de notre affectueuse gratitude.

CHAPITRE PREMIER

HISTORIQUE

L'histoire du myxome lipomateux est brève et de date récente. Cette sorte de tumeur gélatineuse, mollasse, offrant à la coupe une coloration gris blanchâtre par places, jaunâtre en d'autres, n'a certainement pas dû passer inaperçue des anciens chirurgiens. Jusque vers le milieu du siècle, elle est sans doute confondue, comme le myxome, avec un certain nombre de néoplasmes décrits sous le titre de cancers ou tumeurs colloïdes (Bayle, Laënnec), collonema (Müller), dégénérescences aréolaires (Cruveilhier).

Dans une étude magistrale, Virchow, le premier, isole la tumeur muqueuse du groupe des néoplasmes colloïdes et des sarcomes et lui donne le nom de myxome.

C'est dans le *Traité des tumeurs* que nous trouvons mentionnée pour la première fois, à titre de variété, l'affection que nous envisageons ici. « Si les cellules se chargent de graisse, dit l'auteur, et finissent par se transformer en véritables cellules adipeuses, tandis que la substance intercellulaire persiste encore, la coupe prend un aspect tacheté ou marbré avec une teinte plus jaunâtre qui peut, par places, passer au jaune blanchâtre franc : c'est le myxome lipomateux (1). »

En 1866, Després (2) fait des tumeurs des muscles le sujet de sa thèse d'agrégation, mais les quelques lignes qu'il consacre aux lipomes et aux tumenrs fibreuses ne sauraient avoir qu'un rapport éloigné avec la tumeur dont nous nous occupons.

Dans les cliniques de Gosselin (3), on trouve décrits en quelques pages les myxomes des membres auxquels cet auteur donne le nom de sarcomes mous ; mais il ne mentionne pas dans ces tumeurs l'association du tissu adipeux.

Lancereaux (4) admet que le myxome comporte des variétés assez nombreuses dont la principale est, d'après lui, le myxome lipomateux. Sa définition se rapproche beaucoup de celle qu'en avait donnée Virchow.

Dans le Dictionnaire encyclopédique (article myxome) Hénocque (5) reconnaît un assez grand nombre de variétés de myxomes, soit par des différences de texture, soit par la coexistence d'autres tissus. Il cite plusieurs espèces de tumeurs muqueuses mixtes, télangiectasiques, kystiques, sarcomateuses mais il n'accorde à ces diverses formes qu'une importance relative tandis que pour lui, le myxome lipomateux, au contraire, posséderait une physionomie plus caractéristique, une texture suffisamment définie

(1) Virchow. — *Pathologie des tumeurs*. Traduc. française, tome I, page 401.

(2) Després. — *Des tumeurs des muscles*, Paris, 1866.

(3) Gosselin.— *Cliniques chirurgicales de la Charité*, Paris, 1879.

(4) Lancereaux. — *Traité d'anat. path.* 1889.

(5) *Dict. encyclopéd. des sc. méd.*, 1876, art. Myxome.

et mériterait de prendre place dans le cadre nosologique des tumeurs.

Pour Cornil et Ranvier (1), il existe trois espèces principales de myxomes : le myxome pur, le myxome à fibres élastiques et le myxome lipomateux. D'après ces auteurs, comme pour Virchow et ses élèves, le lipome et le myxome sont des tumeurs très voisines ; aussi, rien d'étonnant à ce que l'on rencontre ces deux tissus fréquemment associés. Souvent même, les cellules adipeuses isolées ou groupées en îlots, sont si abondantes qu'on sera parfois embarrassé pour savoir si l'on a affaire à un myxome ou à un lipome.

Billroth (2) distingue seulement les lipomes mous et les lipomes fibreux. Le même auteur a décrit, dans la région supéro-interne de la cuisse, des tumeurs profondes, graisseuses, bien circonscrites, encapsulées et de gros volume ; ces productions morbides se rapprochent par là des tumeurs que nous étudions, mais seulement au point de vue clinique, car leur structure histologique ne relève que d'un seul tissu.

D'autre part, Rayneau (3), dans une thèse sur les tumeurs de la région supéro-interne de la cuisse, s'est attaché à décrire surtout le fibro-sarcome ; il signale rapidement les tumeurs graisseuses mais il ne fait mention ni du myxome ni du myxome lipomateux.

Dans les divers recueils scientifiques on trouve un assez grand nombre d'observations de conjonctivomes

(1) Cornil et Ranvier.— *Manuel d'hist. path.* tome I, 1881.

(2) Billroth et Winiwarter. — *Path. et Thér. chirurg.*, 1887.

(3) Rayneau. — *Contrib. à l'étude des tum. de la région supéro-int. de la cuisse.* Th. de Paris, 1887.

mixtes ou simplement de tumeurs à un seul tissu qui se rapportent, du moins cliniquement, à notre étude ; tels sont les cas de fibro-lipomes, de myxo-sarcomes, de lipomes purs, profonds, sous-aponévrotiques d'un poids et d'un volume énormes, appendus à la racine de la cuisse.

Viennois (1) rappelle les cas remarquables de tumeurs graisseuses d'un gros volume enlevées par Petit, Chapart, A. Cooper, Gensoul, et l'observation célèbre de Velpeau qui fit l'ablation d'un lipome énorme du poids de 16 kilos et développé à la région supéro-interne de la cuisse chez un homme de cinquante-cinq ans. L'auteur ajoute une observation personnelle de tumeur graisseuse sous-aponévrotique, intermusculaire, de la même région, du poids de 6 kilos enlevée avec succès par M. Ollier. Nous rapportons nous-même un cas du même genre observé dans le service du professeur Poncet.

En 1864 Fanno (2) publie l'observation d'une tumeur fibro-graisseuse énorme de la région fémorale, dont l'extirpation fut suivie de guérison. Il insiste sur la consistance inégale de la tumeur qui aurait pu faire hésiter sur sa véritable nature, si l'état général, le développement très lent, l'intégrité de la peau n'eussent écarté l'idée de tumeur maligne.

E. Monod (3), en 1866, et Feré (4), en 1882 rapportent deux cas intéressants de lipomes volumineux, développés l'un dans la gaîne du vaste interne, l'autre dans celle du droit antérieur de la cuisse.

(1) Viennois. — *Mémoires de la Soc. des sc. méd. de Lyon*, 1864-1865.
(2) *Union médicale*. Paris 1864.
(3) *Bull. Soc. anat.* Paris 1866.
(4) *Progrès médical*. Paris 1882.

Plus près de nous, mentionnons les cas de Bailly (1), de Dolbeau, de Panas, de Kœberlé qui enlevèrent d'énormes tumeurs graisseuses de la cuisse bien circonscrites, parfois pédiculées.

On pourrait augmenter facilement la liste de ces néoplasmes, mais énumérer toutes les observations publiées ayant trait à ce groupe de tumeurs, serait sortir du cadre de notre étude, car c'est seulement sous le rapport de leur aspect et de leur évolution cliniques qu'elles pourraient être comparées au myxo-lipome.

Enfin signalons encore, autour de notre sujet, les thèses de Sénac (2), de Ribet (3) et celles plus récentes de Chevallier (4) et de Malençon (5).

Quant au myxome lipomateux type tel que nous l'envisageons ici, la première observation de cette variété de néoplasme est mentionnée dans le *Traité des tumeurs*, de Virchow. Nous la rapportons plus loin ainsi que la suivante.

En 1876, M. A. Poncet présente à la Société des sciences médicales un lipome myxomateux de la cuisse du poids de 5 kilos, enlevé dans le service de la clinique chirurgicale par M. Valette.

Dans une leçon clinique faite à l'Hôtel-Dieu, en 1881, sur le myxo-lipome des membres, M. le professeur Poncet attire de nouveau l'attention sur ce genre de néoplasme : il insiste sur l'évolution, le siège profond sous-aponévro-

(1) *Bull. Soc. anat.* Paris 1886.

(2) Sénac. — *Du lipome congénital*, thèse de Paris, 1885.

(3) Ribet. — *Les lipomes intra-musculaires*, thèse de Paris, 1886.

(4) Chevallier. — *Etude sur le myxome*, thèse de Paris 1891.

(5) Malençon. — *Contrib. à l'étude des lipomes des muscles de la vie de relation*, thèse de Paris, 1895.

tique de la tumeur, malgré la saillie qu'elle fait, et signale la gravité d'une intervention lorsque la masse a atteint un certain volume. Suivant M. Poncet, la gangrène serait la complication particulièrement redoutable après le traumatisme chirurgical.

En 1885 paraît la remarquable thèse de Rafin (1) inspirée par M. le professeur Pollosson. Dans ce travail l'auteur trace le tableau d'une variété diffuse du myxome des membres. Il s'agit d'une forme de tumeur d'allure spéciale, de gravité particulière finissant par exiger l'amputation du membre après des récidives multiples succédant à une extirpation locale.

A côté d'observations de myxomes purs diffus et de myxo-sarcomes, nous trouvons signalés deux cas de myxome lipomateux de la cuisse qui peuvent rentrer dans le cadre de notre étude.

Enfin terminons en mentionnant la leçon consacrée par M. le professeur Pollosson, en 1884, au myxome diffus des membres; plus tard, celle qui traite de l'intervention chirurgicale dans cette même variété de tumeur (2) et les diverses leçons cliniques faites sur le lipome myxomateux par M. le professeur Poncet.

Dans cet exposé historique sommaire, nous avons été souvent obligé de citer des cas qui ont trait soit au lipome ou au myxome purs, soit au myxo-sarcome. Mais on comprendra aisément ce rapprochement, si l'on songe que nombre de ces tumeurs n'ont pas subi le contrôle histologique et qu'elles ont été publiées sous un titre basé sur

(1) Rafin. — *Du myxome diffus du tissu cellulaire des membres*, thèse de Lyon 1885.

(2) Pollosson. — *Leçons de clinique chirurgicale*, Lyon 1893.

leurs seuls caractères macroscopiques. Nous avons tenu seulement à rassembler les travaux et les observations concernant des tumeurs relativement bénignes de la cuisse, dont les caractères cliniques semblent se rapporter à la variété que nous avons en vue, à savoir : une tumeur pouvant atteindre un volume énorme, appendue à la région supéro-interne du membre inférieur, tumeur souvent circonscrite, parfois diffuse, à évolution bénigne, et justiciable d'une intervention telle que l'extirpation locale.

CHAPITRE II

ANATOMIE PATHOLOGIQUE

Nous aurons surtout en vue dans ce chapitre les caractères macroscopiques du myxome lipomateux. Nous indiquerons cependant rapidement les éléments qu'on observe à l'examen histologique, puis nous exposerons comment on peut envisager la pathogénie de cette variété de néoplasme.

La tumeur se présente sous l'aspect d'une masse parfois volumineuse, encore entourée d'une membrane celluleuse plus ou moins résistante, qui lui sert de capsule. Cependant cette membrane d'enveloppe peut manquer par places, surtout dans la forme diffuse.

A la coupe, on a sous les yeux une masse molle, gélatiniforme, alternant avec des segments de densité et de coloration différentes, ce qui donne à la tranche un aspect marbré. A côté de zones gélatiniformes, tantôt encore assez denses, tantôt presque liquides, qui correspondent à du myxome, on observe des points de consistance plus ferme, d'apparence nettement lipomateuse.

Les parties qui représentent le tissu muqueux sont

transparentes ou opaques, le plus souvent blanchâtres rappelant l'aspect de la pulpe cérébrale, tandis que les portions adipeuses présentent une teinte blanc grisâtre ou jaunâtre qui n'est jamais d'un aussi beau jaune que celui du lipome pur.

On peut rencontrer au milieu de ces différents tissus soit des cavités kystiques, résultant de dégénérescences partielles, soit des foyers hémorrhagiques dus à des ruptures vasculaires, donnant à certains lobules une teinte rosée.

Si nous étudions le siège et les rapports de la tumeur, nous constatons qu'on peut rencontrer le myxo-lipome dans diverses parties du corps, surtout aux membres ; mais il semble que la région de la cuisse soit pour ce genre de néoplasme un siège de prédilection, fait qu'avait déjà signalé Virchow pour le myxome pur. C'est d'ailleurs dans cette région que nous l'étudions exclusivement.

Le siège initial de la tumeur est le tissu cellulaire décrit par Bichat, le tissu cellulaire lâche des anatomistes français. On admet que le myxome à forme circonscrite occupe de préférence le tissu cellulaire sous-cutané, comme l'indique Rafin. Il doit en être souvent de même pour le myxolipome limité, encapsulé, d'autant plus que le tissu cellulo-adipeux superficiel est celui où le lipome se développe le plus fréquemment.

Cependant, dans l'immense majorité des cas et d'après les observations que nous rapportons, le myxome lipomateux relativement circonscrit, paraît prendre naissance et se développer dans le tissu cellulaire profond, interstitiel, dans les cloisons celluleuses qui séparent les muscles ou dans les feuillets aponévrotiques. Nous serons moins affirmatif sur cette dernière origine, car les aponévroses semblent être de préférence le point de départ de tumeurs embryonnaires, sarcomateuses.

Ziegler (1), à propos du siège des tumeurs conjonctives, dit que le tissu conjonctif intermusculaire et les fascias sont beaucoup plus fréquemment que les muscles le terrain sur lequel se développent les tumeurs profondes des membres et du tronc.

Malgré son début dans le tissu cellulaire sous-aponévrotique, au sein des parties molles de la cuisse, le néoplasme peut prendre une forme assez circonscrite, à contours plus ou moins nettement définis. Au lieu de s'infiltrer entre les faisceaux musculaires, le long des tendons et des paquets vasculo-nerveux sous forme de masses et de traînées diffuses, nous voyons le conjonctivome mixte dont il s'agit distendre l'aponévrose au fur et à mesure qu'il s'accroît, la soulever au-devant de lui et s'en revêtir comme d'une toile celluleuse. C'est donc par refoulement et tassement des feuillets aponévrotiques et celluleux que se constitue cette membrane limitante qui sert de plan de clivage et peut guider le chirurgien au moment de l'énucléation de la tumeur. Dans cette région riche en organes musculaires, la luxation progressive, l'énucléation au dehors de la masse morbide pourraient bien être favorisées par la mise en jeu si fréquente de la contraction des muscles, d'autant plus que les malades ne sont presque jamais condamnés au repos. C'est là d'ailleurs une simple hypothèse que nous émettons.

Enfin, il est assez fréquent d'observer une forme polypeuse qui donne à cette tumeur l'aspect d'une énorme

(1) Ziegler : *Lehrb. der spec. Path. Anat.* 1887. § 259.

masse pédiculée, mais cette forme semble appartenir plutôt au lipome pur.

Quant aux rapports avec les parties voisines, on constate que le néoplasme est le plus souvent simplement adjacent aux muscles et aux organes environnants par l'intermédiaire d'une enveloppe celluleuse, mais parfois en continuité directe avec les tissus voisins, entre lesquels il envoie des prolongements sous forme de traînées diffuses comme dans l'observation du malade de M. Poncet.

Lorsque la tumeur s'est énucléée et fait une saillie énorme à la région supérieure de la cuisse, elle n'est plus reliée aux tissus profonds qu'au niveau de sa base d'implantation, et là on observe assez fréquemment des connexions étroites avec la gaîne des vaisseaux fémoraux.

En ce qui concerne l'étude microscopique de ces sortes de tumeurs, nous pouvons nous baser sur la description du myxome lipomateux donnée par les auteurs et sur l'examen histologique qui a été pratiqué pour les deux principaux néoplasmes de nos observations. D'ailleurs, sauf la présence de divers tissus, d'éléments anormaux, qui a été constatée au moins dans un cas, et dont nous essayerons de résumer l'interprétation d'après les idées de nos maîtres, il est permis d'avancer qu'en général, dans ces tumeurs, le myxome et le lipome n'offrent, au point de vue microscopique, que la texture ordinaire de ces tissus.

On retrouve, en effet, mais diversement combinés entre eux, les éléments figurés, la substance fondamentale du myxome et les îlots de tissu adipeux.

Par places on constate le type muqueux pur, parfois

formé de cellules petites et arrondies, le plus souvent de cellules étoilées à prolongements anastomotiques, plongées dans une substance interstitielle amorphe, parfois légèrement fibrillaire ; ailleurs, des zones de vésicules adipeuses groupées et serrées en lobules. Plus fréquemment, on voit des agglomérats de cellules adipeuses qui sont disséminés sous forme d'îlots au sein de la substance fondamentale.

Enfin, il existe des régions où l'on observe le myxome lipomateux sous un autre aspect : les cellules plasmatiques, fusiformes ou étoilées sont, aussi bien que la substance intercellulaire, envahies par la graisse. L'élément figuré perd alors ses prolongements, devient arrondi, vésiculeux, s'entoure d'une membrane d'enveloppe ; à son intérieur prennent place une ou plusieurs gouttelettes graisseuses, avec leur aspect et leurs réactions caractéristiques.

D'après Cornil et Ranvier, c'est la principale modification qui donne naissance au myxo-lipome. C'est elle que Rindfleisch (1) a en vue lorsqu'il définit le myxome lipomateux l'infiltration graisseuse des éléments du myxome.

Ajoutons qu'il ne faut pas confondre la variété de néoplasme mixte que nous envisageons avec des myxomes ou des lipomes purs ayant subi, par endroits, la dégénérescence mucoïde ou granulo-graisseuse, qui d'ailleurs, aboutissent à la mortification des éléments cellulaires.

Il n'entre pas dans le cadre de notre étude d'exposer les diverses théories qui ont été émises sur la nature du tissu muqueux et sur la pathogénie de la tumeur appelée

(1) Rindfleisch. — *Hist. path.* trad. franç., 1888.

myxome (Lebert, Virchow, Kœster, Billroth, Cornil et Ranvier).

Nous rappellerons seulement que dans un important travail, Bonnet (1) a donné une conception exacte de cette tumeur en montrant l'analogie de ses éléments cellulaires avec ceux du tissu conjonctif lâche et en dessinant les transitions qui existent entre l'état embryonnaire et la forme étoilée de l'élément cellulaire dans le myxome.

Partant de cette donnée admise par les auteurs que le myxome et le lipome sont deux productions émanées du tissu conjonctif, nous essayerons d'exposer comment on peut interpréter l'association de ces deux tissus dans une même tumeur ou plus exactement, comme nous le verrons, la présence d'un seul tissu arrivé à deux étapes différentes de son évolution.

Pour comprendre le développement du myxo-lipome, il nous suffira de résumer en quelques mots l'étude histogénétique du tissu conjonctif d'après la théorie de M. Ranvier et de M. le professeur Renaut. On sait que ces deux anatomistes distinguent deux formes principales de tissu conjonctif : le tissu conjonctif lâche et le tissu conjonctif modelé. Nous laisserons de côté ce qui a trait au tissu conjonctif modelé car les tumeurs qui en dérivent sont bien différentes du néoplasme que nous étudions ici.

Le tissu conjonctif lâche, dans son développement, passe par les trois phases suivantes : 1° le stade embryonnaire ; 2° le stade myxo-formatif ou muqueux ; 3° le stade télo-formatif ; 4° le stade adipeux.

A quels caractères histologiques correspondent ces différentes périodes ?

(1) Bonnet. — *Introd. à l'étude des tumeurs*, th. de Lyon 1881.

Le tissu conjonctif lâche, au début de son évolution, apparaît constitué par une agglomération de cellules embryonnaires, analogues aux leucocytes de la lymphe et du sang et toutes au contact les unes des autres. Ce stade correspond à la constitution histologique du sarcome globo-cellulaire formé de cellules embryonnaires, jeunes, du tissu conjonctif.

Le stade muqueux est caractérisé par l'apparition d'une substance fondamentale homogène, en même temps que les cellules émettent à leur périphérie des expansions filiformes, anastomotiques dans tous les plans et dans toutes les directions. Cette description s'adapte parfaitement à la texture du myxome du tissu cellulaire.

Dans la troisième période, la période télo-formative, le tissu conjonctif se rapproche de l'état adulte par la formation de fibrilles connectives très fines et par l'apparition de faisceaux élastiques. A cette période ne répond aucune tumeur particulièrement différenciée mais on trouve toujours dans le myxome ces fibrilles en plus ou moins grand nombre, ce qui prouve que le tissu conjonctif de la tumeur est toujours en voie d'évolution.

Enfin, le dernier stade est représenté par une forme de tissu conjonctif où la cellule fixe se charge de graisse, revient à la forme ronde et s'entoure d'une capsule. La tumeur qui correspond à cette phase ultime est le lipome.

De l'exposé succinct que nous venons de faire, il résulte qu'on peut considérer le sarcome, le myxome et le lipome comme trois espèces de tumeurs correspondant aux diverses étapes d'évolution du tissu connectif lâche.

En fait, chacune de ces tumeurs peut se rencontrer à l'état de pureté, c'est-à-dire que les éléments néoplasiques sont tous à une même phase de développement. Ainsi, on peut observer le sarcome formé de cellules d'évolution très maligne, qui restent toujours à l'état embryonnaire, sans passer au stade intermédiaire, auquel correspond le myxome. On peut de même rencontrer la forme adulte d'évolution du tissu connectif lâche, le lipome pur.

Mais il est facile de concevoir une variété de tumeurs où les cellules, au lieu de se trouver à une même étape de différenciation, évoluent comme les cellules du tissu conjonctif normal. Ces variétés de néoplasmes se rencontrent à chaque pas en clinique et leur diagnostic précis a souvent besoin pour être formulé de la vérification anatomo-pathologique, ou au moins de l'examen de la tumeur pendant l'opération.

C'est ainsi qu'on observe tantôt le myxo-sarcome, tantôt le myxo-lipo-sarcome, tantôt le myxo-lipome, pour ne citer que les tumeurs du tissu cellulaire lâche.

En ce qui concerne le myxo-lipome, rien n'empêche de le considérer comme une sorte de conjonctivome à éléments figurés correspondant à la fois au stade myxo-formatif et au stade adulte ou adipeux du tissu conjonctif.

D'ailleurs, comme le disent Cornil et Ranvier, « il existe entre les deux tumeurs une étroite parenté. Le tissu muqueux représente en effet un certain stade du développement du tissu connectif, et les tumeurs dans lesquelles le tissu muqueux et le tissu adipeux sont mélangés en différentes proportions ne sont pas rares : lipomes muqueux ou myxomes lipomateux » (1).

(1) Cornil et Ranvier. — *Loc. cit.*, p. 198.

Enfin pour confirmer l'interprétation donnée de la tumeur en question nous pouvons nous appuyer sur les recherches de Lancereaux et les travaux plus récents de M. le professeur Bard, qui ont établi que chacun des états par où passe un tissu donné, depuis son origine embryonnaire jusqu'à sa forme adulte, peut être représenté par une tumeur spéciale.

En dehors des cas types de myxo-lipome auxquels se rapportent les considérations émises plus haut, on peut rencontrer des tumeurs renfermant des éléments très divers à côté du myxome et du lipome, qui restent tissus prédominants.

C'est ainsi que dans la tumeur du malade opéré par M. le professeur agrégé Gangolphe et présenté plus tard à la Société des sciences médicales, l'examen histologique fit constater la présence de différents tissus : graisse, cartilage, tissu muqueux, fibreux et même des globes cornés.

L'explication de ce mélange de divers tissus paraît, de prime abord, assez difficile. Cependant nous pensons qu'on peut en donner une interprétation suffisamment exacte en considérant cette production néoplasique comme une tumeur à tissus multiples d'origine congénitale (Bard) qui, demeurée très longtemps latente, a donné naissance, en évoluant, à des productions vasculaires, fibreuses, cartilagineuses et même épithéliales.

Cette conception pathogénique est facile à admettre si l'on se rallie à la théorie émise par M. Bard sur l'origine des tumeurs à tissus multiples, théorie d'après laquelle une cellule complexe de la période embryonnaire, la cellule nodale, peut reproduire, à l'état pathologique, les tissus multiples auxquels elle devait normalement donner naissance (1).

A propos de la tumeur de l'observation IX, nous voyons encore qu'à un moment donné de son évolution, un seul des éléments constitutifs, le tissu conjonctif làche, a proliféré et a ultérieurement donné naissance à une tumeur type myxo-lipomateuse, greffée en quelque sorte sur une tumeur à tissus multiples initiale.

De cette constitution histologique complexe, il résulte qu'on ne peut rapprocher qu'au point de vue clinique la tumeur dont il est question du myxo-lipome type. Il faut en effet, d'après M. Bard, réserver ce terme pour désigner les tumeurs du tissu conjonctif lâche qui ont de la tendance à faire en même temps du tissu adulte, qui est le lipome, et du tissu embryonnaire qui est du myxome.

Quant à la tumeur du malade de M. le professeur Poncet, elle semble plus nettement faire partie du groupe des myxo-lipomes purs. Tous les fragments examinés par M. le docteur Dor présentaient, en effet, la constitution du tissu muqueux et du tissu adipeux. Cependant en un point on constata un grand nombre de cellules volumineuses, à noyaux multiples, ayant une grande ressemblance avec les cellules qu'on rencontre dans les épulies (cellules à myéloplaxes).

On ne peut accorder aucune signification précise à la présence de ces éléments. Certains auteurs les regardent comme des éléments néoplasiques; d'autres comme des éléments angioblastiques (Monod et Malassez, Pilliet); d'autres enfin, avec M. Bard, considèrent ces cellules, au

(1) Trévoux. — *Des tumeurs à tissus multiples*. Th. de Lyon 1888.

point de vue de leur valeur histologique, comme des éléments réactionnels des tissus devant l'inflammation chronique, réaction que l'on connaît bien dans la tuberculose (cellules géantes).

Nous pouvons donc maintenant concevoir, d'une manière générale, la pathogénie de ces tumeurs myxo-lipomateuses.

Dans la grande majorité des cas, ces variétés de néoplasme se développent aux dépens du tissu cellulaire lâche sous-cutané, ou plutôt intermusculaire, et dans un petit nombre de cas, peuvent se greffer sur des tumeurs congénitales à tissus multiples.

OBSERVATIONS

Observation I

Virchow (*Traité des tumeurs*, p. 417).

Un homme âgé de 68 ans, vigneron, entra en mars 1855 à l'hôpital Julius de Würzbourg, pour une tumeur du volume d'un poing, occupant la cuisse droite; il en ressortit peu de temps après.

La tumeur s'accrût alors très rapidement, s'ouvrit, donna lieu à un écoulement abondant de sang et de sanie, devint plus volumineuse qu'une tête d'adulte et finit par peser, en décembre, à la mort du sujet, 5 à 6 kilos.

La coupe montrait de nombreux lobules allant jusqu'à la grosseur d'un œuf de pigeon, de consistance très molle, de sorte que je crus d'abord avoir affaire à une tumeur des glandes lymphatiques. Quelques lobes étaient entièrement gélatiniformes, transparents, jaunâtres, tremblotants; d'autres avaient l'aspect d'un réseau à mailles, opaque, blanc jaunâtre; beaucoup renfermaient de gros et nombreux vaisseaux de façon à ressembler presque à du tissu caverneux.

L'examen plus approfondi montra que les endroits gélatiniformes consistaient en tissu muqueux, tandis que les points jaunes laissaient voir au contraire une abondante formation de cellules adipeuses.

Observation II

Myxome lipomateux de la cuisse, du poids de 2 kil. 300 grammes (Cougoureux, *Gazette méd. chirur. de Toulouse*, 1878).

A. X..., de la Salvetat (Tarn-et-Garonne), maréchal-ferrant, âgé de 44 ans, robuste, fortement musclé, vient consulter pour une tumeur de la région postérieure et supérieure de la cuisse droite.

Rien à noter dans ses antécédents héréditaires, diathésiques ou autres.

Pas de traumatisme ni aucune cause appréciable.

Il y a vingt-cinq ans environ, le malade s'aperçut par hasard dans la région indiquée, d'une nodosité, indolore, inappréciable à la vue, de la grosseur d'un marron.

La tumeur qui s'est accrue avec beaucoup de lenteur, n'a jamais été douloureuse, mais aurait augmenté énormément depuis huit mois. C'est la gêne considérable qu'elle occasionne qui porte le malade à vouloir s'en débarrasser.

Aujourd'hui, on constate une tumeur ovoïde qui mesure 36 centimètres dans le sens de la longueur et 34 dans celui de la largeur. Elle fait une saillie énorme à la région de la cuisse droite, remonte un peu sous le muscle grand fessier, et descend un peu au-dessous du tiers inférieur de la cuisse.

La peau est normale et glisse librement sur le néoplasme. Des veines sinueuses sillonnent la surface de la tumeur. Celle-ci paraît assez mobile transversalement. En certains points sensation de fausse fluctuation. Absence d'engorgement des ganglions inguinaux.

Le malade, effrayé de l'intervention proposée, consulte un confrère qui, trompé par la fluctuation apparente, pense à un kyste et pratique deux ponctions successives sans résultat. Peu après X... vient nous prier de l'opérer dans le plus bref délai.

L'opération est pratiquée avec l'aide de deux confrères : incision de la peau, du tissu cellulaire et de l'aponévrose d'enveloppe ; quelques tractus cellulo-fibreux qui rendaient la tumeur légèrement adhérente sont rompus avec les doigts.

Enucléation laborieuse et assez longue, mais sans incident. La tumeur du poids de 2 kil. 300 grammes semble avoir pris naissance dans l'interstice qui sépare la couche superficielle de la couche profonde des muscles de la région postérieure de la cuisse. Elle avait refoulé en dedans et en haut certains muscles de la région. L'hémorrhagie fut peu considérable : une seule artériole musculaire a dû être liée. Quelques points de suture séparés. Drainage de la cavité qui résulte de l'énorme plaie. Pansement approprié.

La surface lisse de la tumeur, sans lobulation, faisait de prime abord rejeter l'idée d'un lipome et penser à une tumeur maligne. L'absence de douleurs et de commémoratifs, l'extrême lenteur du développement, la parfaite santé du malade firent admettre une tumeur bénigne.

L'examen microscopique a montré qu'il s'agissait d'un myxome lipomateux.

Observation III

Myxome lipomateux de la cuisse

Cognard (*Mémoires et comptes rendus de la Société des sciences médicales de Lyon*, 1878).

En mai dernier entre à l'hôpital de la Croix-Rousse, service de M. le Dr Marduel, un homme porteur d'une volumineuse tumeur siégeant à la partie postérieure et supérieure de la cuisse.

Début il y a quatre ans, sous forme d'une petite noisette de consistance ferme, indolente, roulant sous le doigt. Elle a augmenté graduellement, mais aurait pris depuis deux mois un développement plus considérable.

A l'entrée, on constate une tumeur de forme ovoïde, à grand diamètre vertical, occupant la partie postéro-externe de la cuisse et descendant jusqu'à 5 centimètres au-dessus de l'articulation du genou. A ce niveau elle se détache nettement des tissus sous-jacents, tandis qu'elle est moins facile à délimiter à la partie supérieure.

La circonférence de la cuisse au niveau du point le plus saillant est de 68 centimètres. La tumeur mesure 27 à 28 centimètres dans son plus grand axe. La consistance en est ferme, la surface régulière. Toutefois, on sent, par places, des points plus durs que d'autres ce qui donne une sensation de bosselures. Sur la peau rampent de volumineuses veines variqueuses.

Pas de souffrances. Aucune douleur à la pression. C'est seulement à cause de la gène considérable produite par la tumeur que cet homme demande à en être débarrassé.

L'opération est décidée; elle a été pratiquée sans incident.

La tumeur pèse 3 kilos 500 environ. Sa surface est bosselée, recouverte de plusieurs plans fibro-celluleux peu résistants. On remarque deux masses, l'une inférieure de couleur blanc jaunâtre, de consistance ferme, d'aspect homogène ; de sa surface découle un liquide huileux ; l'autre présente des teintes variées, blanchâtre en certains points, jaune et même brunâtre en d'autres.

Par places on voit quelques masses gélatiniformes, semblables d'aspect aux polypes muqueux. Çà et là quelques points calcifiés.

Examen microscopique. — La tumeur est un myxome lipomateux. La teinte foncée par endroits est due à la rupture des petits vaisseaux peu résistants contenus au sein du tissu néoplasique.

Les suites opératoires sont bonnes. La plaie bourgeonne et se rétrécit peu à peu. L'état général est satisfaisant et tout fait prévoir un heureux résultat.

Observation IV

Myxome lipomateux de la cuisse
Chevalier (*Etude sur le myxome*, th. de Paris 1891).

Homme de quarante-huit ans. Porteur depuis plusieurs mois d'une tumeur à la partie externe de la cuisse gauche.

Cette tumeur est enlevée par le Dr Heurtaux (de Nantes). Pendant l'opération, on constate qu'elle s'est développée dans l'aponévrose intermusculaire externe.

Les suites de l'opération sont bonnes. Le malade quitte l'hôpital en voie de guérison.

Nous n'avons pu avoir de renseignements sur la santé de cet homme depuis sa sortie.

Examen microscopique. — La tumeur est constituée par un tissu contenant de grandes cellules étoilées, à prolongements anastomotiques. Une substance muqueuse assez abondante entoure ces cellules. De plus, dans toute l'étendue des préparations on trouve des cellules adipeuses. Elles se groupent si nombreuses en certains points qu'elles masquent presque le tissu muqueux.

La tumeur ne présente aucune tendance à évoluer vers un état adulte. Par places, les cellules se rapprochent, et quelques points semblent avoir une structure voisine de celle du sarcome.

Observation V

Myxo-lipome de la cuisse droite (*in* thèse de Chevallier)

Femme de quarante-huit ans.

Début de l'affection il y a cinq ans. On remarque à la racine de la cuisse une grosse tumeur mobile, saillante, non douloureuse. Les ganglions de l'aine ne sont pas engorgés ; l'état général est satisfaisant.

Ablation de la tumeur qui, assez profondément située, s'était développée dans les interstices cellulaires des muscles.

La malade mourut des suites de l'opération. La tumeur qui pesait 5 kilos répondait au point de vue histologique à du lipome myxomateux type Dans certaines parties on se trouve en présence d'un lipome pur ; sur d'autres points, au contraire, le tissu muqueux prédomine.

Observation VI

Myxo-lipome de la cuisse droite. — Ablation de la tumeur. — Gangrène foudroyante. — Mort (*in* thèse de Rafin).

Emilie R..., âgée de quarante-huit ans, entrée à la salle Sainte-Anne, le 8 février 1876.

Début de la maladie il y a cinq ans. Jamais de douleurs ; pas de gêne dans la marche ; absence d'engorgement ganglionnaire. Etat général ne laissant rien à désirer.

Depuis deux ans, augmentation notable du volume de la tumeur. La masse néoplasique s'étend depuis le pli de l'aine jusqu'au creux poplité.

Elle est complètement indépendante du fémur, mobile en masse, mais fixée dans les mouvements d'extension forcée. Elle est sous-aponévrotique et complètement fixée par la contraction des muscles.

Peau ayant conservé sa coloration et sa mobilité normales.

Tumeur dure, bosselée, de consistance inégale. En quelques points, elle présente une sensation de fausse fluctuation.

Opération. — Tumeur profondément située, développée dans les interstices cellulaires. Extirpation laborieuse.

Le lendemain gangrène des lambeaux. Le même soir gangrène foudroyante. Mort dans la nuit.

Cette tumeur fut l'objet d'une communication à la Société des sciences médicales de Lyon, en février 1876. Nous en trouvons le compte rendu dans *Lyon médical* du 14 mai 1876 :

« M. A. Poncet présente un lipome myxomateux du poids de 5 kilos enlevé dans le service de la clinique chirurgicale par M. Valette. »

Suit la description de la tumeur.

M. Poncet insiste sur les caractères histologiques de cette masse néoplasique. Il rappelle que Virchow rapporte cinq cas semblables.

Dans certaines parties, on se trouve en présence d'un lipome pur ; dans d'autres points, au contraire, le tissu muqueux l'emporte. Il est possible qu'au début la tumeur ait été graisseuse et que plus tard la graisse ait été remplacée par du tissu muqueux. Le tissu adipeux et le tissu muqueux sont, du reste, des tissus équivalents, et l'on voit souvent le second subir la transformation graisseuse.

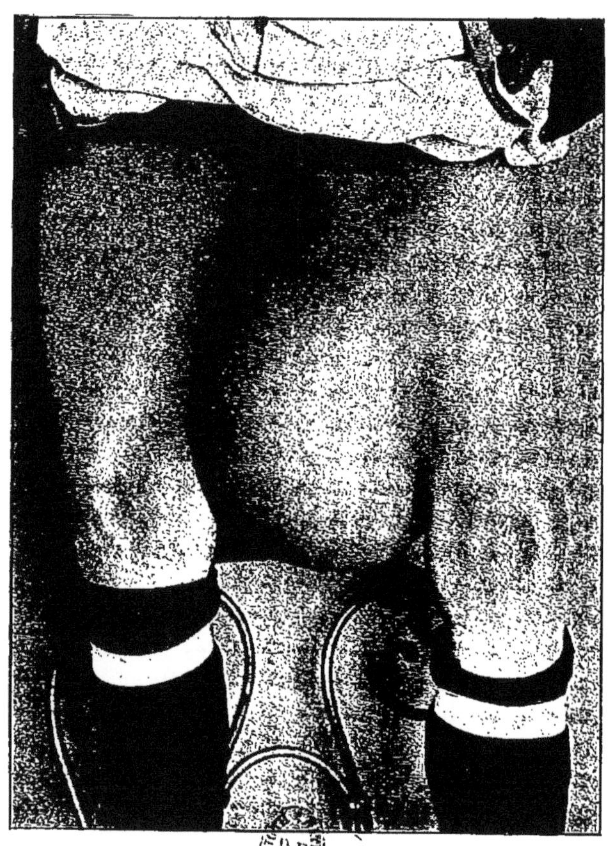

L. Clerc.

Observation VIII

Enorme lipome sous-aponévrotique de la face interne de la cuisse gauche. — Ablation par M. Poncet. — Guérison.

Observation VII

Myxo-lipome de la partie supérieure de la cuisse gauche
(*in* thèse de Rafin).

C..., Albin, né au Theil (Ardèche) menuisier, âgé de cinquante-trois ans, entré le 13 mai 1881, salle Saint-Sacerdos, sorti le 17 mai 1881.

Antécédents héréditaires nuls. A eu quatre enfants. L'un est vivant, les trois autres sont morts.

Cet homme, étant au service militaire, fut opéré d'une tumeur siégeant dans la région dorsale. Quinze jours après, le malade reprenait son service.

A l'examen, nombreux molluscum sur différentes parties du corps. A la partie antérieure et supérieure de la cuisse gauche, on observe une énorme tumeur de la grosseur d'une tête d'adulte.

Début il y a cinq ans. Le malade s'aperçut d'une tuméfaction grosse comme un œuf de perdrix, siégeant un peu plus bas que l'arcade crurale. On crut d'abord à une hernie. Mais la tumeur continua d'augmenter et au bout de trois ans, elle avait acquis le volume d'un poing. Cette année la tumeur prit un développement considérable. Le malade qui était un ardent chasseur dut cesser ses courses dans les forêts et les garigues; les douleurs qu'il ressentait à la fin de ses journées de travail augmentèrent.

Aujourd'hui, la marche s'effectue passablement, mais le malade éprouve une certaine fatigue.

La tumeur apparaît bosselée, présentant une consistance fibreuse en certains points, presque fluctuante en d'autres.

Mobilité sur les parties profondes au premier abord. Mais la tumeur perd cette mobilité, si l'on fait contracter les muscles de la région antérieure de la cuisse.

En dehors elle ne dépasse pas le niveau de la face externe de la cuisse; en dedans, elle empiète sur la partie interne, refoulant le scrotum du côté opposé.

La tumeur qui, à première vue, a une forme arrondie, présente des bosselures de dimensions variables. La peau notablement distendue a gardé sa coloration normale, mais possède de nombreuses veines variqueuses.

Le malade étant debout, si l'on imprime des mouvements à la tumeur, on constate que la mobilité est très diminuée. En haut, la tumeur semble envoyer quelques prolongements vers le canal crural.

La masse présente une consistance inégale. On a une sensation de rénitence, de fausse fluctuation en certains points, à côté de bosselures dures, fibroïdes; d'autres portions, plus nombreuses, donnent une sensation particulière de mollesse et même de vraie fluctuation. Il semble que, par places, on ait sous les doigts des cavités kystiques. Quand le malade se contracte, on voit nettement ses bandelettes aponévrotiques se dessiner autour de la tumeur. La masse fait alors corps avec les tissus sous-jacents; sans être adhérent à l'os, le néoplasme semble avoir avec la branche ischio-pubienne des connexions assez étroites.

Diamètre longitudinal de la tumeur : 25 cent.
Diamètre transversal » 21 cent.

Nombreuses varices cutanées, au mollet et à la partie interne de la cuisse. Pas de signes de compression de la fémorale.

Tenant compte de l'étendue de la tumeur, de ses prolongements probables, de ses rapports avec les vaisseaux fémoraux, M. Poncet ne crut pas devoir intervenir. On conseilla d'éviter la fatigue, de s'abstenir de tout travail pénible et de porter un caleçon élastique pour éviter les frottements, soutenir et comprimer légèrement la tumeur.

D'après les renseignements que nous avons recueillis, le malade est mort quatre mois après sa sortie, probablement avec des accidents inflammatoires du côté de la tumeur.

Observation VIII

Service de M. le professeur Poncet

B..., Marie, ménagère, âgée de cinquante-huit ans, née à Forens (Ain), demeurant à Belley, entre le 20 février 1894 salle Sainte-Anne n° 1, dans le service de M. le professeur Poncet.

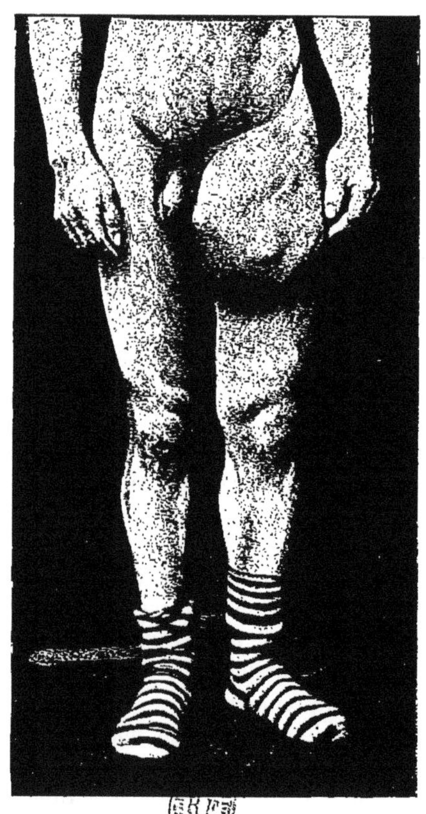

L. Clerc.

Observation VII

Myxome lipomateux de la partie supérieure de la cuisse gauche. — Pas d'opération.

Elle est porteur d'une grosse tumeur de la cuisse gauche. Comme hérédité, la mère serait morte à trente-cinq ans d'un néoplasme malin du sein.

Personnellement, la malade a toujours eu une santé robuste; pas de maladies antérieures notables. A eu huit enfants dont sept vivants bien portants, un né avant terme et mort en bas âge. Mari en bonne santé.

Il y a vingt-quatre ans, la malade s'aperçut d'une tumeur du volume d'un petit œuf siégeant à la partie supérieure de la face interne de la cuisse gauche. Cette tumeur, apparue en dehors de toute cause efficiente, était sous-cutanée, mobile, indolore.

Son développement s'est fait lentement, progressivement, jusqu'à atteindre le volume qu'elle possède aujourd'hui. Elle s'étend verticalement et occupe toute la face antéro-interne de la cuisse; elle fait une forte saillie dans l'espace intercrural.

Le développement s'est accéléré pendant ces trois dernières années. Le volume de la tumeur n'est pas modifié par la palpation.

Par sa présence et par son poids, la masse morbide amène de la gêne dans la marche. La malade dit éprouver des sensations de tiraillement et de pesanteur. Mais la tumeur, par elle-même, est indolore. Dans l'été cependant la malade en souffre davantage, sans doute en raison des frottements et de l'intertrigo consécutif à la sécrétion sudorale.

Etat actuel. — A la partie interne de la cuisse gauche est annexée une tumeur arrondie, étendue depuis le pli inguino-crural jusqu'à 5 ou 6 centimètres au-dessus du condyle fémoral. Quand la malade est couchée, cette tumeur étalée occupe tout l'espace intercrural. Si la malade est debout, la tumeur devient pendante, comme pédiculée, ovoïde, et descend plus bas jusque dans le voisinage de la rotule.

La circonférence du membre au niveau du point le plus saillant de la tumeur est de 78 centimètres. Cette tumeur est revêtue par des téguments sains sur lesquels s'étale un lacis veineux assez développé. La peau glisse librement sur elle. D'autre part, le néoplasme est mobile sur les plans profonds, bien que sa base d'implantation soit assez large, assez étalée. Il ne soulève aucune sangle musculaire, car il n'est pas fixé ou étranglé dans les mouvements d'adduction ou d'abduction de la cuisse.

Sa consistance est assez ferme; on sent, par places, quelques bosselures. Il n'y a pas de fluctuation réelle, pas de points ramollis, pas de battements ni de souffles. On pose le diagnostic de lipome ou de myxo-lipome.

22 février. — L'ablation de la tumeur est pratiquée sans incident notable.

L'examen montre qu'il s'agit bien d'un énorme lipome.

A la face profonde de la tumeur, on trouve les muscles adducteurs auxquels elle adhère sur une partie de leur étendue. Quelques noyaux graisseux plus ou moins isolables pénètrent les interstices musculaires.

On excise une bandelette cutanée en rapport avec la longueur de la masse. — Quelques points de suture. — Gros drain enveloppé de gaze légèrement iodoformée. — Pansement approprié.

8 mars. — L'état de la malade est bon. Un peu de rétention locale à la partie inférieure de la plaie. Cicatrisation parfaite en haut. La malade quitte l'Hôtel-Dieu en voie de complète guérison.

D'après les renseignements que nous devons à l'obligeance de M. le Dr Chaboux (de Belley), l'ablation de la tumeur a été suivie d'une guérison absolue. Depuis l'opération, la malade n'éprouve aucune douleur; actuellement sa santé est excellente et elle continue à vaquer sans difficulté à ses occupations. La cicatrice est souple. Il n'y a pas eu de récidive.

Observation IX (1)

(Service de M. le Dr Gangolphe)

X..., demeurant à Villeurbanne (Rhône), âgé de 65 ans, entre au début du mois de novembre 1895 à l'Hôtel-Dieu dans le service de M. le Dr Gangolphe.

Il est porteur d'une tumeur située à la face interne et moyenne de la cuisse gauche, ayant débuté il y a dix ans par un petit noyau indolore. Resté longtemps stationnaire, le néoplasme a

(1) *Province médicale*, 11 juillet 1896.

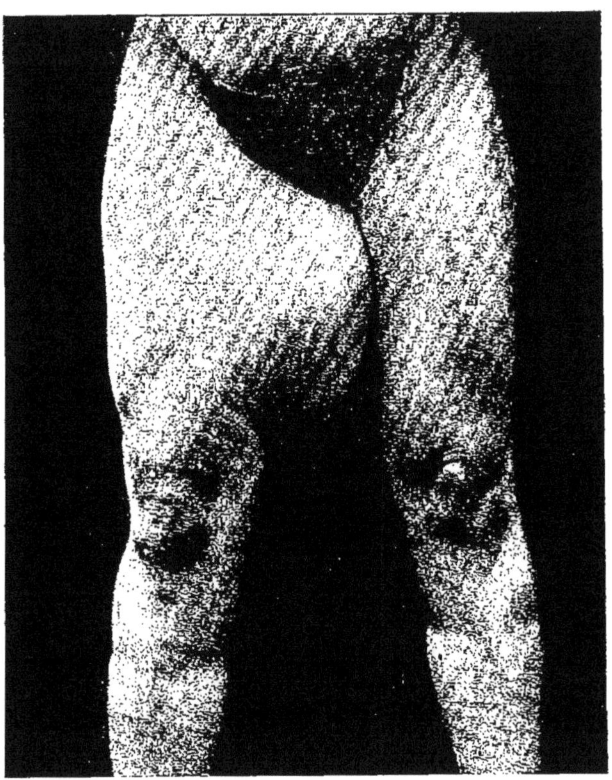

L. CLERC.

OBSERVATION VI

Myxo-lipome de la cuisse droite. Ablation par le professeur Valette. Mort de septicémie gangreneuse (1).

(1) Les clichés que nous reproduisons dans notre texte proviennent de la collection de la clinique du professeur Poncet, qui les mis obligeamment à notre disposition.

subi brusquement, depuis neuf mois, un accroissement rapide, de sorte qu'il atteint aujourd'hui à peu près le volume d'une tête d'adulte.

La tumeur est nettement sous-aponévrotique, absolument mobile, sans adhérence aucune. L'état général est peu modifié. On note l'absence d'engorgement ganglionnaire. Il n'y a pas de douleurs ni de troubles fonctionnels.

L'allure rapide prise tout à coup par la masse néoplasique fait penser un instant à un sarcome ou à un lipome ayant subi une dégénérescence sarcomateuse. On parle de désarticuler la hanche.

Mais M. Gangolphe, en constatant la lobulation de la tumeur, la possibilité de la mobiliser sur les parties profondes, son développement très lent, incline pour une tumeur relativement bénigne, peut-être un myxo-lipome, et juge l'énucléation possible.

L'opération fut pratiquée sans incident le 12 novembre 1895. La tumeur pèse 3 kilos.

L'examen histologique pratiqué par M. le Dr Paviot, préparateur du laboratoire d'anatomie pathologique à la Faculté, montra qu'il s'agissait d'une tumeur à tissus multiples dans laquelle un des éléments constituants avait pris un accroissement rapide.

L'analyse porte sur trois fragments prélevés sur des points différents de la tumeur.

Le premier offre la constitution du *lipome* vulgaire, à vésicules cependant plus petites que d'ordinaire.

Dans le deuxième, on note l'aspect d'un *tissu angiomateux*. La plus grande partie de ce fragment est, en effet, constituée par du tissu vasculaire : énormes vaisseaux coupés en travers ou en long, réduits à leur endothélium qui repose sur un anneau de tissu conjonctif dense et plongés dans un tissu conjonctif adulte à grosses fibres et à cellules fixes rares.

La troisième portion est la plus intéressante : elle offre sur les coupes des *globes cornés*, sans auréole de cellules malpighiennes, quelques *tubes épithéliaux* tapissés par un épithélium cubique, quelques îlots où l'on trouve de nombreuses *travées d'osséine*. Le tout est plongé dans un *tissu conjonctif lâche, jeune*, myxoïde. C'est certainement ce dernier tissu qui est le plus embryonnaire et c'est fort probablement à son développement que la tumeur doit d'avoir augmenté de volume.

Peu de temps après l'opération le malade quittait l'Hôtel-Dieu en très bonne voie de guérison.

Il a été présenté huit mois après à la Société des sciences médicales par M. le Dr Gangolphe. L'opéré avait repris ses occupations et il n'y avait pas trace de récidive.

Observation X

(Due à l'obligeance de M. le professeur Poncet.)

Claude P..., âgé de soixante-un ans, couvreur, demeurant à La Chapelle Saint-Sauveur (Saône-et-Loire), entre le 10 juin 1896 à l'Hôtel-Dieu, salle Saint-Philippe n° 14, service de M. le professeur Poncet, pour une énorme tumeur de la cuisse droite.

Rien de particulier à noter du côté des antécédents héréditaires. Personnellement aucune maladie grave.

Il y a six ans, traumatisme de la cuisse droite. Le malade, en couvrant une maison fait un faux pas, glisse et heureusement, est retenu par la cuisse droite. Ce traumatisme n'eut pas de suites immédiates graves, Claude P... pu continuer son travail ; mais dans les jours qui suivirent, il vit apparaître, à la partie supéro-interne de la cuisse, une grosseur du volume d'une noisette, un peu gênante pour les mouvements et qui depuis, s'est accrue progressivement.

Un an après son début, la tumeur avait le volume d'un œuf de poule. Depuis deux ans, l'évolution a été très rapide et depuis six mois, la tumeur a doublé de volume.

Actuellement, le malade se présente avec une tumeur énorme, dépassant le volume de deux têtes d'adulte, occupant presque toute la hauteur de la cuisse de la face interne de laquelle elle se détache et à laquelle elle est reliée par une large base.

La tumeur est ovoïde, à grosse extrémité dirigée en bas.

La peau a conservé sa coloration normale ; elle ne présente

ni ulcération, ni rougeur ; elle est sillonnée de veines nombreuses et volumineuses.

A la palpation, la masse néoplasique offre une consistance molle, inégale, presque fluctuante en certains points, plus dure en d'autres. La percussion donne de la matité. En un point limité, on perçoit un léger souffle dans la région voisine de la zone d'implantation par suite de la compression exercée par la tumeur sur les vaisseaux fémoraux. Le néoplasme est nettement indépendant du squelette de la cuisse ; il est mobilisable sur les plans profonds, sauf au niveau de la gaîne des vaisseaux à laquelle il semble adhérer assez étroitement.

La mensuration donne :

Dans le sens vertical, 1 mètre de circonférence ;

Dans le sens horizontal (la cuisse comprise), 97 centimètres.

On ne constate pas de troubles de la sensibilité, ni de phénomènes de paralysie.

Pas de douleurs, ni spontanées, ni provoquées. Absence d'engorgement ganglionnaire. Œdème et varices à la jambe du côté de la tumeur. L'état général est satisfaisant. Le malade dit cependant avoir un peu maigri depuis six mois. Malgré le poids de la masse énorme qu'il avait à porter, le malade a pu continuer son travail pénible de couvreur jusqu'au mois dernier. Il n'éprouvait qu'un peu de fatigue et des tiraillemeuts nerveux le soir après son travail.

Le diagnostic clinique formulé par M. le professeur Poncet fut celui de myxome lipomateux.

En présence du volume de la masse morbide, de son accroissement rapide, on propose l'extirpation de la tumeur, ce qui est accepté volontiers par le malade.

7 juillet. — Opération. Antisepsie rigoureuse de la région. Anesthésie à l'éther. Pas d'Esmarck. Pas d'hémostase préventive autre que la compression des vaisseaux dans le triangle de Scarpa. Incision verticale suivant le grand axe de la tumeur, allant du pli inguino-crural au condyle interne du fémur. Quelques grosses veines superficielles ouvertes sont pincées. La décortication de la masse est possible ; elle est faite rapidement sur toute la partie saillante. Toutefois elle devient plus difficile à la partie interne au niveau de la gaîne des vaisseaux. En

haut, la tumeur envoie quelques prolongements entre les muscles adducteurs.

A ce moment, pour faciliter la manœuvre opératoire, M. Poncet divise en deux fragments la masse néoplasique et se débarrasse ainsi de la plus grande partie de la tumeur. Ce morcellement se fait sans hémorrhagie notable malgré les adhérences à la veine fémorale. Ce temps donne beaucoup de jour et permet d'enlever facilement les quelques traînées néoplasiques s'infiltrant entre les muscles. On excise un assez large lambeau de peau. Quarante pinces hémostatiques sont laissées à demeure, afin de ne pas prolonger par des ligatures le traumatisme opératoire. La vaste cavité laissée par l'ablation de la tumeur est nettoyée, puis comblée avec des tampons de gaze stérilisée et quelques lanières de gaze légèrement iodoformée. Pansement à plat approprié.

Vingt-quatre heures après l'opération, la température R. est de 38°4, le pouls à 100 ; l'état général est excellent.

Le lendemain on enlève les pinces hémostatiques, qui sont restées en place quarante-huit heures.

12 juillet. — L'état du malade est parfait. La plaie a bon aspect.

29 juillet. — La plaie bourgeonne et donne lieu à une légère sécrétion. La cavité se comble peu à peu.

18 août. — La santé du malade est excellente. Sa plaie se rétrécit de plus en plus. Il quitte l'Hôtel-Dieu.

Examen macroscopique. — La tumeur, de forme à peu près arrondie, répond macroscopiquement au diagnostic clinique du myxome lipomateux qui avait été formulé. Elle est relativement bien encapsulée, très peu dense, et, malgré son énorme volume, ne pèse que 10 k. 500.

Elle est constituée par l'agglomération d'une multitude de lobes qui, à la périphérie, sont pédiculés et prennent l'aspect de polypes muqueux; ces lobes deviennent irréguliers de forme et finalement complètement coalescents à mesure qu'on examine des parties plus profondes et bientôt la composition des lobules n'est plus reconnaissable que par des marbrures.

Le tissu nettement myxomateux qui constitue la base de la tumeur se retrouve en plusieurs points; mais dans un grand

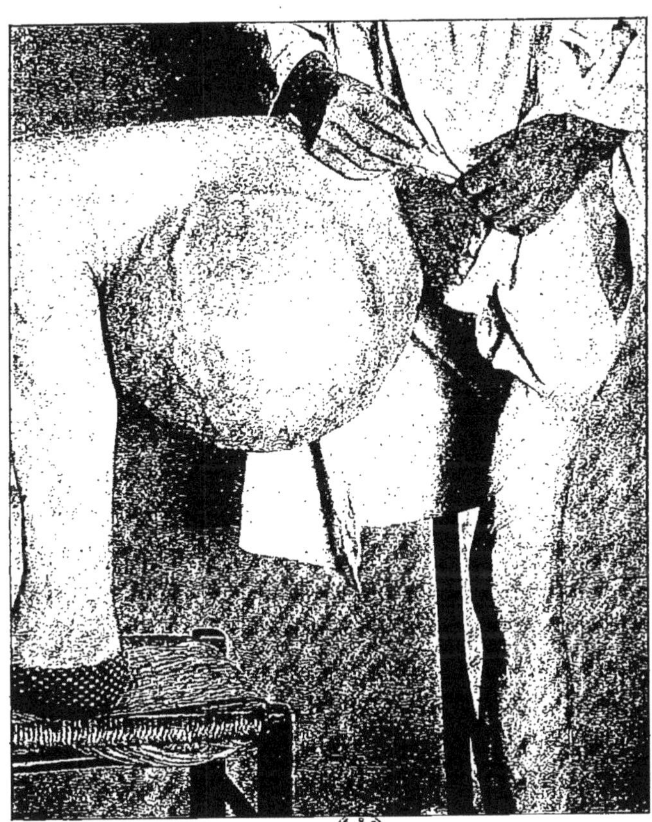

L. Clerc.

Observation X

Lipome myxomateux du poids de 10 kilog. siégeant à la partie interne de la cuisse droite. Ablation par M. Poncet. — Guérison.

nombre d'endroits, il s'est produit soit une infiltration lipomateuse qui donne au tissu une couleur franchement jaune, soit d'autres modifications telles qu'en certains points l'aspect rappelle un peu celui de la pulpe cérébrale ; ailleurs la coloration est celle de la substance grise du cerveau. En plusieurs endroits on rencontre quelques foyers d'hémorrhagie récente ou des infarctus anciens plus ou moins transformés. Par places, on note des plaques calcifiées, mais il n'y a pas de véritable ossification.

La tumeur est facile à couper et ne résiste pas au scalpel comme un fibrome, mais plusieurs endroits sont cependant de consistance beaucoup plus ferme que du lipome.

Ailleurs, on remarque des points qui offrent l'aspect de véritable chair d'huître à côté de segments de substance gélatiniforme.

En somme, il s'agit soit d'un lipome devenu myxomateux, soit d'un myxome qui a subi l'évolution graisseuse.

Examen histologique. — L'examen histologique pratiqué par M. le Dr Dor, chef du laboratoire de la clinique chirurgicale, a montré que tous les fragments analysés offraient la constitution du myxome ou du lipome. Pas de tissu épithélial ni osseux.

En un seul point, on constata la présence de cellules à noyaux multiples, ayant une grande ressemblance avec les cellules à myéloplaxes.

D'après les renseignements que nous avons recueillis sur le malade, l'état de Claude P... est aussi satisfaisant que possible ; sa santé générale est excellente. L'opération a réussi au delà de ses espérances. Un mois après sa sortie de l'Hôtel-Dieu, le malade vit sa plaie se fermer en grande partie. Il put, dès ce moment, reprendre son métier sans aucune fatigue et il a toujours travaillé depuis. Aujourd'hui, la guérison ne s'est pas démentie ; la cicatrisation est complètement achevée et il n'y a pas de récidive.

CHAPITRE III

ÉTIOLOGIE. — SYMPTOMES

L'étiologie du myxo-lipome de la cuisse est particulièrement obscure, et comme pour un grand nombre de tumeurs, la cause première qui préside à son développement nous est inconnue. Le traumatisme, invoqué si souvent dans la genèse des tumeurs, ne joue ici qu'un rôle bien secondaire, puisque dans nos observations, on ne le trouve qu'une fois nettement signalé. Le sexe semble avoir une certaine influence sur le développement du néoplasme, car le plus grand nombre de nos malades appartenait au sexe masculin.

Une condition étiologique plus importante est celle qui a trait à l'âge du sujet. Le myxo-lipome que nous décrivons se développe dans l'âge adulte, et plus particulièrement dans la seconde moitié de la vie ; la plupart de nos observations se rapportent à des personnes dont l'âge moyen dépasse cinquante ans, du moins à l'époque où on les observe, car il faut dire que souvent le début de la tumeur remonte à de longues années. La jeunesse et l'adolescence semblent particulièrement indemnes de cette affection.

L'hérédité ne semble avoir aucune influence digne d'être signalée. La congénitalité joue peut-être un certain rôle : une de nos observations concerne un myxome lipomateux greffé sur une tumeur primitivement congénitale, mais il s'agit d'un cas unique d'après lequel on ne peut conclure, et d'ailleurs ce n'est toujours que tardivement qu'est apparue la tumeur dont nous nous occupons.

Le début de l'affection néoplasique est insidieux ; il échappe ordinairement au malade. La tumeur reste longtemps inaperçue, à l'état latent pour ainsi dire, jusqu'à ce qu'un peu de gêne à l'occasion d'un mouvement, un traumatisme, viennent attirer l'attention du sujet. Parfois c'est seulement par hasard, en promenant la main sur la région atteinte, que celui-ci est amené à constater la présence d'une grosseur au niveau de la cuisse.

Dans l'immense majorité des cas, le développement de la tumeur s'est fait sans aucun trouble fonctionnel, ni aucun phénomène douloureux, et lorsque le malade s'aperçoit de son existence, elle a déjà souvent atteint le volume d'un œuf ou d'une petite orange.

Le peu d'accidents déterminés par le néoplasme n'inquiète pas le sujet qui en est porteur, et il est rare d'être appelé à examiner la tumeur à cette phase initiale de son développement. Ce n'est que bien plus tard, parfois au bout de plusieurs années, lorsque le volume et même le poids du myxo-lipome sont devenus assez considérables pour gêner le malade dans ses occupations, que le médecin est consulté.

A ce moment l'affection est en pleine évolution, à la

période d'état. Nous allons étudier les caractères qu'elle présente et pour plus de simplicité, nous décrirons deux ordres de symptômes : symptômes physiques et symptômes fonctionnels.

A. Symptômes physiques. — Dans la région où nous l'étudions, le lypome myxomateux se présente sous l'aspect d'une masse plus ou moins saillante, souvent très volumineuse, assez régulière dans son ensemble, offrant quelquefois par places des bosselures ou des lobulations plus ou moins marquées.

La forme est le plus souvent arrondie ou légèrement ovoïde comme celle du lipome vrai, plus rarement allongée dans le sens de l'axe du membre comme dans le myxome diffus ; le néoplasme est le plus souvent sessile et fixé par une base souvent très large sur les parties molles de la cuisse ; quelquefois le poids et les dimensions de la masse morbide lui donnent une apparence de pédiculisation, mais en réalité, il s'agit d'une zone d'implantation assez étendue qui relie étroitement la tumeur aux tissus sous-jacents.

On peut rencontrer le myxo-lipome dans les diverses régions de la cuisse ; cependant le triangle de Scarpa, la région des adducteurs, la partie moyenne de la face interne, semblent être pour lui des sièges de prédilection. Dans certains cas, le poids et le développement excessifs de la masse étendent ses limites jusque dans le voisinage de l'articulation du genou.

Le volume est variable : le néoplasme arrive aisément à dépasser la grosseur d'un poing ou d'une tête d'enfant. Souvent il peut devenir considérable et dans les leçons cliniques faites sur ce sujet par MM. les professeurs Poncet et Pollosson, ces maîtres insistent bien sur la tendance qu'ont ces productions morbides à atteindre des dimensions colossales. C'est ainsi qu'on observe des myxomes lipomateux doublant ou triplant le volume de la cuisse et lui donnant l'aspect d'un énorme gigot à renflement arrondi, ou prenant eux-mêmes la forme d'une volumineuse masse appendue à la région fémorale. La tumeur du malade de l'observation X en est un remarquable exemple.

Nous avons dit que la tumeur présentait souvent un aspect bosselé. La peau qui la recouvre est saine, sans ulcération ; elle a conservé sa coloration normale et glisse librement sur la masse néoplasique. Mais si elle n'est pas envahie, elle peut cependant être amincie et distendue à une époque tardive de l'évolution. Sa surface est souvent sillonnée de grosses veines variqueuses, comme dans les véritables sarcomes.

Lorsque le néoplasme est à sa première phase de développement, et ne s'est pas encore énucléé partiellement au dehors pour former une masse relativement limitée, assez facile à circonscrire avec les doigts, on constate une tuméfaction locale vague, sous-aponévrotique donnant une sensation de mollesse ou même de fluctuation profonde. Le diagnostic peut alors présenter de sérieuses difficultés.

A la période avancée où nous l'examinons, la tumeur offre une consistance inégale : rénitente ou molle en certains points, plus dure en d'autres. A côté de masses bosselées, résistantes, fibroïdes, on trouve des zones qui donnent une sensation particulière de mollesse et même de véritable fluctuation.

On ne détermine, en général, aucune douleur par la pression du néoplasme. La palpation révèle parfois, en certains points, la présence de battements, et l'auscultation, l'existence de bruits de souffle.

Né aux dépens du tissu celluleux sous-aponévrotique ou intermusculaire le myxo-lipome de la cuisse constitue une tumeur le plus souvent mobile sur les plans profonds. Il semble n'avoir aucune connexion avec les couches ostéo-périostiques et, par le fait, être indépendant du squelette de la cuisse, car on peut imprimer des mouvements de totalité à la tumeur sans que ces mouvements soient transmis à l'os sous-jacent.

Dans ces rapports avec les parties voisines, la masse morbide se comporte souvent comme une tumeur assez bien circonscrite. Elle est alors simplement adjacente aux tissus ambiants par l'intermédiaire d'une enveloppe fibro-celluleuse plus ou moins complète, plus ou moins résistante. Quelquefois cependant, elle contracte des adhérences au niveau des muscles, des tendons, des feuillets aponévrotiques, elle envoie des prolongements sous forme de traînées néoplasiques diffuses dans les interstices musculaires comme cela s'observe dans le myxome pur, diffus, décrit par Rafin. Ces infiltrations interstitielles, plus ou moins étendues, se font au niveau des points où la membrane limitante s'est effondrée. Enfin dans cette forme moins limitée, on constate fréquemment des connexions assez étroites avec la gaîne des vaisseaux fémoraux, ce qui rend l'extirpation très délicate et assez laborieuse. Ces caractères de diffusion et d'adhérences partielles se trouvaient réunis dans la tumeur du malade de M. Poncet (obs. X). Ils s'observent dans les myxo-lipomes déjà volumineux, dont un des éléments a subi une prolifération active, qui explique leur brusque accroissement, et permet de les considérer comme des tumeurs mixtes au point de vue de la malignité.

Lorsque la tumeur, encore de volume moyen, s'est creusé pour ainsi dire une loge au sein des parties molles, au-dessous de l'aponévrose, sa mobilité diminue ou disparaît du fait de la contraction musculaire qui la fixe. On voit alors nettement les bandelettes aponévrotiques et les faisceaux musculaires, qui brident le néoplasme, se dessiner autour de lui ou à sa surface et toute la masse faire plus ou moins corps avec les tissus sous-jacents.

On pourra observer parfois au niveau de certains points de la tumeur des phénomènes vasculaires caractérisés par des battements ou par des bruits de souffle à l'auscultation. Dans le plus grand nombre des cas, il s'agira de battements transmis au néoplasme par l'artère fémorale et les bruits de souffle ne seront dus qu'à la compression du vaisseau par la tumeur. Il ne faudrait pas en conclure qu'on est en présence d'une transformation télangiectasique ; en effet, l'auscultation démontrera que le maximum d'intensité du souffle est situé sur le trajet ou dans le voisinage des gros vaisseaux et non pas en un point quelconque de la tumeur.

Plus rarement, il s'agira d'une véritable transformation angiomateuse pouvant donner naissance, soit à des battements, soit plus fréquemment, à des signes stéthoscopiques. Ce seront là des modifications partielles subies par la masse néoplasique, et nous en avons trouvé un exemple dans l'observation IX, dans laquelle on note qu'il existait, à l'auscultation, un souffle localisé à une région déterminée, et à l'examen histologique, une transformation télangiectasique d'une portion limitée de la tumeur.

En résumé, il s'agit d'une tumeur de dimensions souvent colossales, tumeur mobile, sans adhérences à la peau, de consistance inégale, le plus souvent saillante et assez bien circonscrite, mais pouvant affecter, plus rarement, une forme diffuse et des adhérences susceptibles de compliquer les manœuvres opératoires de l'extirpation.

B. Symptômes] fonctionnels. — Les symptômes fonctionnels produits par le myxome lipomateux font presque entièrement défaut, sauf peut-être à une période avancée. Les phénomènes douloureux sont nuls ou très peu accusés. Si l'on admet avec Verneuil que les tumeurs ne sont pas douloureuses par elles-mêmes, mais seulement par la compression nerveuse qu'elles déterminent, il est facile de comprendre que ces masses composées de tissus mous, graisseux et gélatiniformes, tendant d'ailleurs le plus souvent à s'énucléer au dehors sans englober les cordons nerveux, puissent ne donner lieu à aucun phénomène d'étranglement.

Les veines sont plus accessibles à la compression, et la gêne de la circulation veineuse profonde se rencontre fréquemment chez les malades porteurs de volumineux myxolipomes. Elle se traduit par un œdème plus ou moins marqué du membre inférieur et par des dilatations variqueuses des veines superficielles qui servent de voies de suppléance.

A part ces symptômes de peu de gravité, la tumeur évolue pendant de longues années, sans occasionner le moindre trouble dans l'organisme. Elle n'entrave pas la contraction des muscles et l'intégrité fonctionnelle du membre inférieur est presque complète.

Les malades peuvent encore faire de longues marches sans être incommodés, et continuer à se livrer à leurs occupations, même pénibles. C'est ainsi que Claude P... put continuer son métier de couvreur jusqu'à un mois avant son entrée à l'Hôtel-Dieu.

Il n'y a pas de retentissement sur l'état général ; la tumeur par son développement n'amène ni infection, ni cachexie. Le sommeil, les fonctions digestives ne sont pas altérées. Les sujets atteints de cette variété de tumeur ne maigrissent pas, ne perdent pas leurs forces, souvent même ils sont doués d'une vigueur exceptionnelle. Enfin, notons que les ganglions tributaires des lymphatiques de la région malade ne sont jamais engorgés.

Voilà ce qu'on observe tant que le myxo-lipome n'a pas atteint des dimensions exagérées, c'est-à-dire, nous le répétons, pendant un laps de temps souvent considérable.

A une période avancée, lorsque le néoplasme est devenu volumineux, la santé générale reste bonne, mais les troubles fonctionnels locaux apparaissent ou augmentent.

La saillie formée par la tumeur, siégeant à la face interne de la cuisse, élargit d'autant l'espace intercrural, écarte l'un de l'autre les membres pelviens et rend ainsi la marche difficile.

Cette gêne mécanique s'exagère au fur et à mesure que le volume et le poids de la masse morbide augmentent, et les malades finissent par être condamnés au repos.

Ce n'est, le plus souvent, que cette gêne fonctionnelle progressive qui les décide à consulter le médecin et à réclamer une intervention.

Nous terminerons cette rapide description des troubles fonctionnels en disant que les douleurs, pour être exceptionnelles, peuvent exister parfois sous forme de tiraillements nerveux ou d'élancements irradiés vers la partie inférieure de la cuisse et vers la jambe. La fatigue résultant de la marche, l'œdème du membre inférieur assez développé, peuvent obliger le malade à suspendre ses occupations. Enfin il est possible d'observer quelques phénomènes inflammatoires dus aux frottements incessants subis par la tumeur : érythème, lymphangite, éruptions eczémateuses, etc... ; au niveau de l'insertion de la masse on voit également parfois se développer de l'intertrigo, qui s'exagère et dont le malade souffre davantage en été, en raison de l'irritation cutanée due à l'hypersécrétion sudorale.

En résumé, les symptômes physiques du myxo-lipome de la cuisse sont prédominants ; et tout en tenant compte des commémoratifs, et de la valeur souvent négative des signes subjectifs, le clinicien s'attachera de préférence à l'examen des symptômes locaux pour établir le diagnostic.

Les troubles fonctionnels, au contraire, sont absents ou très peu marqués et ils n'apparaissent réellement qu'à une période avancée de la maladie, pour constituer des symptômes de gêne purement locale et mécanique.

Evolution. — L'évolution naturelle de l'affection semble être à peu près toujours la même et sur ce point, nos observations se ressemblent. Dans la grande majorité des cas, il s'agit d'un développement progressif. La tumeur, à partir du jour où elle est observée, s'accroît lentement ; sa marche se compte le plus souvent par années.

Elle met trois ou quatre ans, ou même davantage pour atteindre le volume d'une orange ; puis elle continue sa marche avec une extrême lenteur pour acquérir, à la longue, des dimensions considérables. D'autres fois, dans son évolution, le néoplasme procède par poussées successives qui se font à plus ou moins longs intervalles, sous l'influence d'un traumatisme ou de conditions mal déterminées. Enfin, il existe un assez grand nombre de cas où la tumeur, à un moment donné, prend tout à coup un développement plus rapide qui inquiète le malade, le gêne dans ses occupations, et le décide à entrer à l'hôpital. Tel est le cas de Claude P... qui vit sa tumeur évoluer lentement pendant près de six ans, puis doubler de volume en six mois.

Cet accroissement brusque s'expliquerait, d'après M. Poncet, par un concours de causes plus ou moins bien définies, par les irritations fréquentes auxquelles de telles tumeurs sont soumises, alors qu'elles ont atteint un certain volume, irritations dues aux frottements, aux tiraillements, au poids de la masse morbide (1).

Le temps qui s'est écoulé depuis le début connu de l'affection jusqu'à l'examen du sujet, varie dans nos observations de quelques mois à douze ans. Dans la plupart des cas la constatation du néoplasme par le malade remontait à cinq ou six années.

En somme, évolution lentement progressive sans altération de l'état général aboutissant le plus souvent à un développement tout à coup rapide qui amène la tumeur à des dimensions considérables.

(1) Rafin, *loc. cit.*

CHAPITRE IV

DIAGNOSTIC

L'importance d'un diagnostic précis pour une affection chirurgicale est très grande, car de lui dépend une intervention plus ou moins grave. Ce n'est pas une simple satisfaction de l'esprit de mettre une étiquette sur un cas clinique, dit Delbet, la recherche du diagnostic est une phase intermédiaire, qui doit conduire au pronostic et au traitement. Nous n'essayerons pas d'exposer ici un diagnostic différentiel complet, que l'on trouve d'ailleurs dans les traités de chirurgie à propos des tumeurs de la région supéro-interne de la cuisse. Cela nous entraînerait trop loin ; nous signalerons seulement les principales affections avec lesquelles le myxo-lipome peut être confondu.

Lorsqu'on se trouve en présence d'une de ces volumineuses tumeurs de la cuisse, le diagnostic sera en général assez facile et ne devra se poser qu'avec les différentes variétés de tumeurs solides des membres. Aussi, si nous voulons faire une étude suffisante du diagnostic, devons-nous envisager le néoplasme à une période moyenne de son développement, où les symptômes encore peu accusés, le volume restreint, rendront plus grande l'hésitation ; la tuméfaction est alors peu saillante, elle est située sous l'aponévrose, au milieu des tissus.

A ce moment, il faudra songer à un grand nombre d'affections de la région fémorale, mais surtout éliminer les collections liquides, et l'on comprend la difficulté du diagnostic, alors qu'on sait que la tumeur myxo-lipomateuse est molle, et donne, par excellence, une sensation analogue à celle de la vraie fluctuation. Les meilleurs cliniciens, en présence de lipomes ou de myxo-lipomes, du moins à une période peu avancée, alors qu'il n'existe ni bosselures, ni points de consistance fibroïde, ont fait des erreurs de diagnostic : trompés par la fausse fluctuation, ils ont cru à l'existence d'un kyste ou d'un abcès froid.

On pourra aussi penser aux kystes hydatiques. Ceux du fémur sont très rares (Gangolphe). Dans cette hypothèse, il s'agira d'une tumeur plus profonde, en connexion directe avec l'os, ce qui n'existe pas pour le myxo-lipome. Les muscles de la cuisse et particulièrement ceux de la région des adducteurs et du quadriceps peuvent être le siège du kyste hydatique. La difficulté du diagnostic est souvent très grande, et signalée par tous les auteurs qui se sont occupés de la question. Reboul (de Nîmes) (1) rapporte plusieurs observations où le kyste de cette région fut pris pour un ostéo-sarcome ou un simple abcès d'origine osseuse.

L'abcès par congestion sera réductible en partie par la

(1) Reboul, *Com. au Congrès de Lyon* (1894).

pression ; on constatera des symptômes du côté de la colonne vertébrale, des phénomènes douloureux ; l'altération de l'état général, l'existence de stigmates de tuberculose contribueront aussi à éclairer le diagnotic.

L'abcès froid collecté au sein des parties molles a de la tendance à envahir la peau au fur et à mesure de son évolution et à s'ouvrir au dehors ; la tuméfaction est plus diffuse ; on constate des lésions osseuses ou articulaires voisines, il existe un ou plusieurs points osseux douloureux, car il s'agit presque toujours d'un abcès froid ossifluent venant du bassin ou du fémur.

Nous n'avons pas la prétention d'énumérer tous les signes auxquels on reconnaît habituellement les kystes et les abcès. Nous dirons simplement que l'hésitation est permise et que les chirurgiens les plus autorisés ont pu commettre une erreur de diagnostic. La constatation réelle d'une véritable fluctuation fera pencher la balance en faveur d'une collection liquide. D'ailleurs il faudra tenir le plus grand compte d'une palpation faite minutieusement en différents points de la masse morbide. Cette exploration, en montrant la consistance inégale, la lobulation partielle, les bosselures de la tumeur, sa mobilité sur les parties voisines, aidera à resserrer le diagnostic entre des limites plus étroites.

Et aux signes physiques que nous venons d'examiner il faudra ajouter la valeur des commémoratifs et des antécédents, qui pourront faire noter l'existence d'accidents tuberculeux ou héréditaires et songer à l'abcès froid, ou cellede traumatisme antérieur ayant pu favoriser, soit la formation d'un kyste hydatique, soit la production d'un épanchement sanguin ou séreux. Enfin la ponction exploratrice, qu'on ne devra que rarement pratiquer, sera juge en dernier ressort et tranchera la question.

Le chirurgien ne s'arrêtera pas à l'idée d'un lipome préherniaire, d'une adéno-lymphocèle, d'un kyste herniaire sacculaire et en présence de l'affection que nous étudions, l'idée de néoplasme viendra plus volontiers à son esprit.

Il est bien rare qu'on ait à songer sérieusement à des productions herniaires ou anévrysmales. Une hernie, ancienne, volumineuse, adhérente, irréductible, descendue par l'anneau crural, se reconnaîtra assez rapidement par des caractères spéciaux et le plus souvent cette hypothèse ne viendra à l'esprit que pour être éliminée.

Les phénomènes vasculaires de battements, de souffles, pourront faire songer au développement d'une tumeur anévrysmale, mais ces signes n'existeront que dans une zone limitée au voisinage de la gaîne des vaisseaux. Ce sont là des symptômes rares dans l'histoire du myxo-lipome pur, ils appartiennent plutôt à la forme télangiectasique. D'ailleurs l'examen fera reconnaître qu'il n'existe ni réductibilité, ni mouvement d'expansion vrai, ni retard dans les pulsations artérielles sous-jacentes, caractères propres aux dilatations vasculaires.

La nature solide de la tumeur une fois reconnue, le diagnostic se limitera entre les diverses tumeurs solides de la cuisse. L'hypothèse d'ostéo-sarcome central ou périostique sera facilement rejetée lorsqu'on aura constaté la mobilité relative du néoplasme myxo-adipeux sur les plans profonds et son indépendance d'avec le squelette. Ce caractère aura une grande importance et contribuera à fixer le clinicien sur le siége exact du néoplasme. D'autre part l'ostéo-sarcome du fémur s'observe plus fréquem-

— —

ment à la partie inférieure de cet os chez des sujets peu avancés en âge.

D'autres signes contribueront en même temps à éclairer le diagnostic ; la dilatation fusiforme de l'os, la crépitation parcheminée, la jeunesse du sujet, l'évolution plus rapide sont en effet le propre de l'ostéo-sarcome.

Les lipomes à point de départ périostique signalés par plusieurs auteurs (Lannelongue et Ménard, Nanotti, Quénu, Boursier (1), Walther), prennent naissance assez fréquemment au niveau du petit trochanter et peuvent venir faire saillie à la racine de la cuisse.

La confusion est possible avec un myxo-lipome dont certaines parties sont moins limitées et plongent au sein des tissus. Cependant si l'on songe que ces tumeurs se développent chez des sujets jeunes, que leur origine congénitale a été bien établie, qu'il existe des connexions assez étroites avec le périoste, ou un pédicule ostéo-fibreux que le doigt peut quelquefois suivre assez loin, on éliminera assez aisément l'hypothèse d'un lipome ou fibro-lipome périostiques du fémur.

Quant aux tumeurs solides des parties molles de la cuisse, elles seront plus diffficiles à différencier. C'est avec le sarcome que l'hésitation est très fréquente ; quelquefois même l'erreur est inévitable, au moins au début de l'évolution.

En effet, ces tumeurs développées aux dépens du tissu conjonctif de la région, et de préférence du tissu celluleux interstitiel, ou prenant leur point de départ dans les feuillets aponévrotiques, présentent un grand nombre de

(1) Cités par Walther, *Mercredi médical*, janvier 1895.

caractères communs au myxome, et l'on comprend aisément que la forme bosselée, la consistance inégale, les dilatations variqueuses des veines, l'évolution quelquefois lente, l'absence d'engorgement ganglionnaire et de douleurs, puissent tenir le chirurgien en suspens. Une analyse minutieuse des symptômes permettra quelquefois de fixer le diagnostic. C'est ainsi que la mobilité relative de la tumeur sur les parties profondes, une mollesse plus grande en certains points avec une structure lobulée en d'autres, une évolution se comptant par années, feront songer de préférence au myxo-lipome. Le sarcome, au contraire, présentera une évolution plus rapide, surtout dans la forme encéphaloïde, avec envahissement progressif des parties voisines et adhérences aux plans profonds ; dans la forme de sarcome à évolution lente, la consistance du néoplasme sera plus dure que celle du lipome myxomateux. Le malade de l'observation IX présentait une tumeur dont l'allure brusquement rapide, unie à quelques signes physiques suspects, pouvait en imposer pour un sarcome, et le diagnostic fut un instant hésitant. M. Gangolphe, en constatant la lobulation de la tumeur, la possibilité de son déplacement sur les parties voisines, pensa avoir affaire à une tumeur moins maligne, peut-être à un lipome mixte, et jugea l'énucléation possible.

Quoi qu'il en soit, le diagnostic entre le sarcome mou ou fibro-plastique de cette région et le myxome pur ou lipomateux présente quelquefois des difficultés insurmontables, et alors, ce n'est qu'au cours de l'opération, ou même seulement à l'analyse histologique, à l'évolution ultérieure de la maladie, que l'on reconnaîtra la véritable nature du néoplasme.

Il en sera souvent de même pour une autre variété de tumeur sarcomateuse, le sarcome ou le myxo-sarcome de la gaîne des vaisseaux. Dans un grand nombre de cas cependant, on sera mis sur la voie du diagnostic par une évolution rapidement progressive et par le fait du développement du néoplasme sur de jeunes sujets.

L'examen des signes physiques révélera en outre qu'il s'agit d'une tumeur diffuse, allongée suivant l'axe du membre, avec tendance à l'infiltration des tissus voisins. La masse sera solidement fixée aux parties molles adjacentes au milieu desquelles elle plonge. Enfin on pourra noter quelques troubles fonctionnels plus marqués, et quelquefois des noyaux de généralisation qui ont le plus souvent pour siège la cavité abdominale ou les poumons, l'appareil lymphatique demeurant toutefois presque toujours indemne.

Dans un grand nombre de cas toutefois, le doute subsistera, et en l'absence de quelque caractère plus spécial qui pourrait mettre sur la voie, on sera tenté de pratiquer une ponction exploratrice ou de prélever une parcelle de la tumeur pour la soumettre à l'examen microscopique. Nous avons rarement eu l'occasion de voir employer ces modes d'exploration, surtout le premier. En général, il faut être très sobre de la ponction, surtout si le diagnostic penche vers l'idée de sarcome, et si l'on n'est pas en mesure de pouvoir procéder de suite à l'opération. On sait en effet, que la ponction donne souvent un véritable coup de fouet à la marche de la tumeur, qui prend alors un caractère de plus grande malignité ; ou bien elle provoque des hémorrhagies souvent redoutables.

Ajoutons que, dans quelques cas, la tumeur que nous

étudions surtout dans sa forme assez nettemeut circonscrite, plus ou moins encapsulée, ne diffère que par l'adjonction du tissu graisseux, du myxome diffus décrit par Rafin ; elle infiltre les interstices musculaires et envoie sous forme de traînées néoplasiques des prolongements plus ou moins étendus. Il s'agit alors d'un lipome myxomateux diffus, comme dans l'observation du malade de M. Poncet.

Restent les différentes tumeurs bénignes du type conjonctif avec lesquelles on pourrait confondre le myxolipome. Dans les phases tout à fait initiales, les myxomes, les lipomes et les fibromes se ressemblent ; ils se comportent même souvent absolument comme les sarcomes, suivant l'opinion des auteurs classiques. Plus tard, le fibrome sera plus facile à reconnaître. Il se caractérisera par une forme mieux limitée, arrondie, une surface plus égale, une consistance homogène, une mobilité plus grande, une dureté parfois ligneuse et surtout par des dimensions plus restreintes, le fibrome de cette région n'excédant pas le plus souvent le volume d'une orange.

Quant au diagnostic avec le lipome pur ou le fibrolipome, il n'est pas à faire, la tumeur envisagée ayant les caractères du tissu adipeux aux dépens duquel elle est constituée en grande partie. Il est rare cependant d'observer l'aspect typique du lipome, qui est une tumeur plus arrondie, plus mobile, avec une structure lobulée à la palpation, visible parfois à l'extérieur, si l'on tend la peau à sa surface.

Ajoutons que le clinicien se rendra le plus souvent compte qu'il est en présence d'une tumeur différant par certains signes cliniques du lipome vrai. Nous voulons parler de l'âge du sujet, de la vascularisation exagérée de la peau et d'une sorte d'allure générale néoplasique plus franche, qui fait qu'au premier aspect, le myxo-lipome de cette région peut en imposer pour une tumeur maligne.

D'ailleurs le chirurgien sera parfois guidé par ses souvenirs antérieurs ; comme le fait remarquer le professeur Pollosson dans une de ses leçons cliniques :

« Le diagnostic a souvent pour base le souvenir plus que la réflexion. Il en est des malades comme des gens qu'on reconnaît après les avoir rencontrés alors qu'on ne saurait dire s'ils ont le nez ou les yeux faits de telle ou telle façon. »

Comme nous le disions au début, lorsque la tumeur aura acquis un très grand développement, qu'elle fera une saillie énorme à la face interne de la cuisse, en présentant une consistance inégale variant de la mollesse à une dureté fibreuse, le diagnostic sera beaucoup plus facile. En présence d'une tumeur de ce genre, à évolution remarquablement lente, se comptant par années, sans envahissement néoplasique des tissus voisins, ni accidents de généralisation, le clinicien qui aura déjà observé de semblables tumeurs, formulera le diagnostic de myxome lipomateux, sans s'attarder aux minuties de détail que nous avons relatées.

Il faut bien dire, d'ailleurs, que c'est surtout à cette phase avancée que le chirurgien aura l'occasion d'observer de pareilles tumeurs, le peu de gêne fonctionnelle ne poussant pas les malades à se faire examiner plus tôt.

CHAPITRE V

PRONOSTIC ET TRAITEMENT

Pronostic

De l'exposé qui précède et de la lecture des principales observations qui servent de base à notre étude, il résulte que le pronostic du myxome lipomateux peut être considéré comme bénin, au moins d'une manière générale.

La présence des tissus muqueux et adipeux dans la tumeur indique en effet deux stades avancés de l'évolution de l'élément conjonctif, évolution qui correspond, comme on l'a vu, à celle du tissu conjonctif normal. Au lieu de rester à la période embryonnaire, pour constituer le sarcome vrai, les éléments néoplasiques ont évolué vers un état qui les rapproche de plus en plus de la formation adulte, et l'on sait que les tumeurs mixtes du tissu conjonctif sont d'autant plus bénignes que leurs éléments se rapportent à un ordre de tissus plus élevé.

Le lipome est une formation conjonctive adulte essentiellement bénigne, le myxo-lipome l'est déjà moins ; on connaît la gravité du sarcome dont la généralisation à distance est fréquente et rapide. Le degré de malignité résidera donc dans la proportion plus ou moins grande des éléments jeunes, embryonnaires, au sein de la tumeur.

Dans le pronostic du myxo-lipome, il faudra aussi tenir grand compte de la forme limitée, assez nettement circonscrite de la tumeur, par opposition à la forme diffuse.

Le myxo-lipome non encapsulé, à prolongements diffus, pourra se comporter parfois comme le myxome pur ou le myxo-sarcome décrit par Rafin, c'est-à-dire qu'il se caractérisera par des récidives locales survenant après l'ablation de la tumeur. Hâtons-nous de dire que nous n'avons pas eu l'occasion de voir de tels faits, le malade de l'observation X, opéré d'une tumeur à forme relativement diffuse, n'ayant pas présenté de récidive après l'opération qui remonte à huit mois.

Quoi qu'il en soit, il est permis d'avancer que la prédominance du tissu adipeux dans la tumeur, l'absence d'infiltrations diffuses, donneront à l'évolution du néoplasme un caractère assez net de bénignité et permettront de prévoir une guérison définitive après l'extirpation locale.

D'une manière générale, l'allure de cette variété de tumeur, l'absence d'altération de l'état général, mais surtout la lenteur excessive de l'évolution, la rapprochent des productions conjonctives bénignes. Nous ne voyons dans les quelques observations sur lesquelles on peut réellement s'appuyer, ni infection de l'organisme par la voie lymphatique, caractère commun il est vrai au sarcome, ni surtout généralisation à distance dans les viscères, à la façon d'un grand nombre de tumeurs, nettement malignes. D'ailleurs l'examen histologique ne signale qu'exceptionnellement quelques points d'apparence sarcomateuse. Dans la majorité des cas nulle part on n'a observé les cellules globuleuses, très petites, ou les éléments fuso-cellulaires du sarcome.

D'un autre côté, nous sommes obligé de faire quelques réserves sur le pronostic du myxo-lipome, car on a vu, dans un certain nombre de cas, ces tumeurs, après une longue période d'évolution torpide et bénigne, prendre tout à conp un accroissement rapide, devenir volumimineuses dans l'espace de quelques mois, subir en un mot une transformation maligne par suite de la prolifération active de l'un des éléments constitutifs de la tumeur.

Il faut donc se défier jusqu'à un certain point des caractères de bénignité du myxome-lipomateux, au moins dans sa forme diffuse. L'allure rapide de son développement à un moment donné, les accidents auxquels peut donner lieu l'extirpation d'une masse aussi volumineuse, parfois en connexion étroite avec les muscles et les paquets vasculo-nerveux, autorisent à considérer cette production morbide comme une tumeur mixte au point de vue de la malignité et à faire quelques réserves au pronostic général.

Nous ne sommes pas absolument fixés sur le pronostic de l'affection, après l'extirpation locale. Nos observations sont trop peu nombreuses, les résultats de l'opération encore trop peu éloignés, pour permettre de formuler une conclusion générale. Bornons-nous à mentionner l'absence de récidive au bout de huit et quinze mois chez les malades qui font l'objet de nos deux nouvelles observations. Il convient de signaler aussi que les progrès si féconds de l'antisepsie et de l'asepsie, les conditions excellentes dans lesquelles on opère aujourd'hui, ont modifié particulièrement le pronostic de la variété diffuse de la tumeur.

Enfin notons que le pronostic sera beaucoup plus favorable lorsqu'il s'agira de la forme relativement circonscrite du myxo-lipome à laquelle se rapporte plus particulièrement notre étude.

Traitement

En présence d'un myxome lipomateux de la cuisse l'intervention s'impose. La tumeur ne cesse de s'accroître progressivement, et par l'énorme développement qu'elle atteint, devient une cause d'inquiétude et de gêne pour le malade, qui se voit forcé de suspendre ses occupations et son travail. Par les frottements qu'elle subit, la masse morbide peut devenir le siège d'excoriations, de lymphangite, d'accidents inflammatoires d'ordre septique. Enfin on ne saurait contester l'utilité d'une intervention chirurgicale souvent réclamée par le malade lui-même, si l'on songe qu'en débarrassant ce dernier d'une tumeur gênante par un volume excessif, elle le mettra du même coup à l'abri d'une dégénérescence sarcomateuse.

A propos du mode de traitement à appliquer à cette variété de tumeur, il semble que l'hésitation n'est guère permise entre l'extirpation locale et l'amputation du membre. En effet, nous avons vu qu'il s'agit d'une sorte de tumeur mixte, affectant une marche intermédiaire entre la bénignité et la malignité. Dans la majorité des cas même, l'allure générale, les signes cliniques, permettent de ranger le myxo-lipome parmi les tumeurs bénignes.

Dans ces conditions on est ordinairement en présence d'une forme plus ou moins bien limitée de myxo-lipome, par là même justiciable de l'énucléation. Quant à la forme diffuse du conjonctivome mixte, elle ne paraît pas devoir être comparée au myxome diffus, étudié par Rafin ; elle n'en présente ni l'allure particulière, ni la malignité locale se traduisant par des récidives multiples. Aussi l'extirpation de la tumeur sera-t-elle le plus souvent suffisante.

Aujourd'hui, d'ailleurs, avec les méthodes antiseptiques de plus en plus perfectionnées, il semble que la chirurgie conservatrice est appliquée de plus en plus au traitement de quelques variétés de tumeurs qui sont pour ainsi dire sur les frontières de la malignité. Le chirurgien pratique même parfois l'extirpation pour des tumeurs assez nettement sarcomateuses, et les résultats semblent encourageants.

Si l'extirpation simple est ainsi appliquée au traitement du sarcome dans certains cas déterminés, bien entendu, il ne saurait être question d'amputation pour une tumeur moins maligne, comme le myxome lipomateux, même plus ou moins diffuse.

Le seul traitement qui convient aux tumeurs que nous étudions est l'énucléation. Elle sera facile et rapidement exécutée dans la forme encapsulée du néoplasme, plus difficile et plus délicate s'il s'agit de tumeurs diffuses ayant des adhérences profondes, infiltrant les tissus voisins et présentant des connexions avec la gaîne des vaisseaux fémoraux. Le chirurgien pourra alors se trouver aux prises avec de sérieuses difficultés et l'opération sera rendue très laborieuse. Il conviendra de poursuivre les prolongements néoplasiques dans les interstices musculaires, le long des cordons nerveux et des tendons. On essayera de rompre avec précaution les adhérences avec la gaîne des vaisseaux, et souvent on sera assez heureux pour venir à bout de ces adhérences et libérer entièrement la tumeur. Quoi qu'il en soit, il faudra être très sobre de manœuvres au voisinage des gros vaisseaux, car on peut altérer leurs parois, les dénuder sur une certaine étendue, et déterminer des accidents de gangrène de ces parois.

La diffusion de la tumeur entraîne à disséquer le plus loin possible et à poursuivre les traînées de tissu néoplasique entre les muscles. On est parfois obligé d'enlever quelques feuillets aponévrotiques ou des lambeaux musculaires avec des parcelles de la tumeur. Cette dissection souvent laborieuse n'est pas sans danger malgré les précautions antiseptiques et avant les méthodes actuelles, la septicémie gangréneuse était souvent la complication redoutable de ces plaies contuses, anfractueuses et de l'attrition des tissus. De nos jours, on ne rencontre plus cette funeste complication, grâce aux nouvelles pratiques et aux progrès merveilleux de l'asepsie et de l'antisepsie. Mais les accidents septiques simples sont toujours à craindre et la plaie devra être nettoyée avec soin des caillots et des parcelles de tissus néoplasiques ou dilacérés qui constituent pour les agents infectieux d'excellents milieux de culture.

Les principaux points de la manœuvre adoptée par le professeur Poncet, pour l'extirpation de ces volumineuses tumeurs de la face interne de la cuisse sont exposés dans l'observation X.

Nous nous permettrons de ne pas décrire à nouveau l'opération, d'autant plus que la marche à suivre doit varier avec chaque cas particulier.

Rappelons seulement que la tumeur siégeant très haut il est souvent impossible d'appliquer la bande d'Esmarch et on se borne à une simple compression digitale de l'artère au-dessous de l'arcade crurale.

Le morcellement de la tumeur en deux moitiés est souvent indispensable; il contribue à débarrasser le chirurgien de la plus grande partie de la masse morbide et à donner du jour au fond de la plaie au niveau des adhérences de la tumeur. Un autre point important est la mise à demeure de nombreuses pinces hémostatiques pour éviter de prolonger la durée de l'opération, qui pourrait ainsi favoriser le choc opératoire.

Enfin, il est utile de noter qu'il faut éviter avec soin l'intoxication, au niveau d'une plaie si profonde et si vaste, par les agents antiseptiques tels que le sublimé ou l'iodoforme. On s'abstiendra d'irriguer la plaie avec des solutions fortes; on se servira de gaze stérilisée, salolée ou très légèrement iodoformée pour tamponner la région opératoire.

Une dernière considération est relative à la réunion de la plaie, formée aux dépens de tissus contus, par là même très accessibles aux accidents septiques, à l'infection microbienne. On comprend qu'il faut s'abstenir de faire des sutures et de tenter la réunion par première intention. Il convient de drainer largement la plaie et d'appliquer un pansement à plat. Terminons en disant qu'on se conformera toujours aux exigences de la plus rigoureuse antisepsie.

En suivant cette ligne de conduite on évitera presque toujours les complications infectieuses. On verra la plaie bourgeonner, se rétrécir, la cavité se combler peu à peu, et le malade marcher rapidement vers la guérison.

En ce qui concerne l'évolution ultérieure de l'affection après l'extirpation de la tumeur, nos observations sont trop peu nombreuses ou trop récentes pour nous permettre de formuler une conclusion bien nette.

D'ailleurs il faut bien dire que souvent les cas relatifs à ces tumeurs mixtes ne sont pas toujours comparables entre eux, la constitution histologique variant également avec chaque tumeur myxo-adipeuse. Il est donc difficile de se faire une idée précise du pronostic de ces tumeurs et du meilleur traitement à leur appliquer. L'évolution post-opératoire de la maladie demanderait à être suivie plus longtemps.

Notre but sera rempli si nous avons pu réussir, dans cette étude imparfaite, à attirer de nouveau l'attention sur des tumeurs encore mal connues, souvent à égale distance de la bénignité et de la malignité, parfois d'origine congénitale, et dont le diagnostic ne laisse pas que d'être souvent épineux. Mais ce n'est qu'en rapprochant les cas qui se rapportent à cette variété de tumeurs, en publiant des observations nouvelles, et surtout en recherchant les résultats éloignés de l'intervention, qu'on sera définitivement fixé sur la nature, le pronostic et le traitement d'une affection néoplasique qui semble mériter le nom de myxolipome.

CONCLUSIONS

I. — Il existe au niveau de la cuisse, et particulièrement à sa face interne, une variété de tumeurs qui méritent généralement, par leurs caractères anatomiques, le nom de lipomes myxomateux ou myxo-lipomes ;

II. — Ces tumeurs se présentent sous l'aspect de masses plus ou moins saillantes, parfois diffuses, pouvant atteindre un volume considérable. Elles sont remarquables par la lenteur de leur développement, leur évolution le plus souvent bénigne, mais elles sont susceptibles de s'accroître quelquefois rapidement, surtout à la suite d'irritations prolongées ou de traumatismes.

Au point de vue histologique, elles sont caractérisées, le plus souvent, par la présence de deux tissus prépondérants, le tissu muqueux et le tissu adipeux ; mais on peut y rencontrer des transformations multiples de ces tissus, révêtant le type fibreux ou vasculaire. D'où des segments durs, scléreux, des noyaux télangiectasiques.

III. — Le myxo-lipome de la cuisse est un néoplasme tantôt assez bien circonscrit, tantôt encapsulé seulement par place et d'une façon incomplète ; il s'infiltre entre les muscles, soulève les feuillets aponévrotiques, avec tendance à l'énucléation spontanée au dehors. Il se développe le plus souvent aux dépens du tissu celluleux sous-aponévrotique, inter-musculaire. Parfois il se greffe sur une tumeur à tissus multiples d'origine congénitale.

IV. — Le pronostic est généralement bénin, en ce sens que l'évolution de la tumeur n'amène ni infection ni cachexie ; mais par son volume énorme elle peut entraîner des troubles fonctionnels qui réclament l'ablation.

V. — Le seul traitement est l'extirpation. Suivant les dimensions, suivant la diffusion de la tumeur, l'opération peut être des plus laborieuses. Les manœuvres d'énucléation par lesquelles on est obligé parfois de poursuivre au loin des prolongements du néoplasme, déterminent la formation d'une plaie contuse, anfractueuse, qui, suivant l'opinion de M. Poncet, doit être pansée à plat, sans tentative de réunion. L'infection est en effet particulièrement à redouter au sein de ces tissus : aussi les précautions antiseptiques doivent être des plus rigoureuses.

POUR LE DOYEN :

L'assesseur,

R. LÉPINE

Vu, bon à imprimer :

LE PRÉSIDENT DE THÈSE,

PONCET

LE RECTEUR,

G. COMPAYRÉ

Lyon, le 18 février 1897.

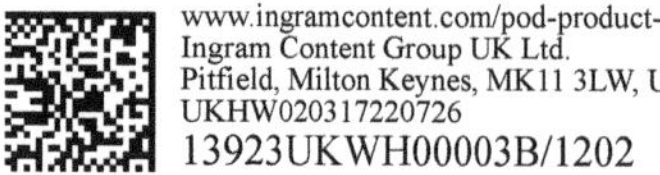
www.ingramcontent.com/pod-product-compliance
Ingram Content Group UK Ltd.
Pitfield, Milton Keynes, MK11 3LW, UK
UKHW020317220726
13923UKWH00003B/1202

9 782019 663988